Sylvia Luetjohann

Heilpflanze Johanniskraut

Sylvia Luetjohann

Heilpflanze
Johanniskraut

Mutmacher und natürliche Kraftquelle

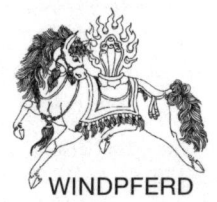

WINDPFERD

Die Informationen in diesem Buch sind nach bestem Wissen und Gewissen dargestellt. Die Autoren und der Verlag übernehmen jedoch keine Haftung für irgendwelche Schäden aus dem richtigen oder unrichtigen Gebrauch der in diesem Buch vorgestellten Methoden. Diese sind zur Information und zur Weiterbildung gedacht.

Windpferd Taschenbuch
10084

2. Auflage 2014

Stark erweiterte und aktualisierte Neubearbeitung der ursprünglich 1998 unter dem Titel *Johanniskraut – Licht für die weibliche Seele* erschienenen Erstausgabe

© 2014 by Windpferd Verlagsgesellschaft mbH, Oberstdorf
Alle Rechte vorbehalten
Umschlagkonzeption: Guter Punkt, München
Umschlaggestaltung: Jennifer Jünemann – www.bitdifferent.de,
Covermotiv © kostrez/123rf.com
Korrektorat: Liselotte Kafka
Layout: Marx Grafik & ArtWork
Gesetzt aus der Adobe Garamond
Druck: Himmer AG, Augsburg

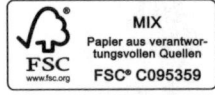

Printed in Germany
ISBN 978-3-86410-084-0
www.windpferd.de

Wir sind Schmerz und das,
was den Schmerz heilt

(Rumi)

Inhalt

Vorwort

Johanniskraut hat eine ausgesprochen wechselvolle Geschichte. Es war schon in der Antike bekannt, wurde seit dem Mittelalter hoch gerühmt und war fester Bestandteil in der Volksüberlieferung. Von den Heilkundigen wurde es vielfältig angewendet und gilt sogar als Lieblingspflanze des berühmten Arztes und Philosophen Paracelsus. Das konnte aber nicht verhindern, dass das Interesse daran immer weiter nachließ. Bereits zu Anfang des 19. Jahrhunderts wurde von Johanniskraut als einem „ehedem sehr berühmten Wundermittel" gesprochen, und gegen Ende des 19. Jahrhunderts, im Zuge des technischen und medizinischen Fortschritts und dem damit verbundenen Aufkommen der sogenannten naturwissenschaftlich orientierten oder Schulmedizin, verschwand es fast völlig in der Versenkung. Im Falle von Johanniskraut kamen zu der allgemein kritischen, ja ablehnenden Haltung gegenüber Phytopharmaka noch sein Ruf als „Allheilmittel" mit einem riesigen Anwendungsspektrum vor allem in der Volksmedizin und wohl nicht zuletzt mancherlei abergläubische Vorstellungen hinzu – ein Umstand, der dem Ansehen der Heilpflanze eher abträglich war und zu ihrer kontroversen Beurteilung beigetragen haben dürfte.

Mit dem Niedergang der Phytotherapie gegen Ende des 19. Jahrhunderts und im ersten Drittel des 20. Jahrhunderts geriet sogar das Johanniskraut-Rotöl in Verruf, denn es war als Fälschung im Handel. Es gab tatsächlich in dem berühmten Grundlagenwerk *Hagers Handbuch der Pharmazeutischen Praxis* den Rat, Johanniskrautöl, das früher „durch Kochung von Olivenöl mit frischem Johanniskraut" hergestellt worden sei, durch ein mit Alkannin rot gefärbtes Öl zu ersetzen. Die Forschungen in den Bereichen Biochemie, Pharmakognosie und Medizin gingen jedoch weiter und mit der Entdeckung immer neuer und wirksamer Inhaltsstoffe gewann auch das Johanniskraut wieder an Beliebtheit zurück: dieses Mal vor allem als innerer und äußerer Balsam, nämlich als Seelenlicht und als Notfallmedizin bei Brandwunden. Als es in den 1930er-Jahren quasi neu- oder vielmehr wiederentdeckt wurde, entbrannte daher in Apothekerzeitungen auch eine engagierte Diskussion über die Herstellung von echtem Johanniskrautöl, „Oleum Hyperici verum".

In der Folge hat sich der Neurologe Karl Daniel mit Johanniskraut beziehungsweise seinem auffälligsten Inhaltsstoff, dem Hypericin, intensiv beschäftigt und damit zu seiner Renaissance vor allem als Antidepressivum entscheidend beigetragen. Eine neuere Fachveröffentlichung führt nicht weniger als 36 verschiedene Krankheitsbilder von Depression über psychogene Symptome bis hin zu Schlafstörungen als Indikationen für das Anwendungsspektrum von Hypericum auf. Heute kann man Johanniskraut mit Fug und Recht als antidepressive Pflanzenmedizin No. 1 bezeichnen und von einer besonderen Heilpflanze sprechen, die genau den Nerv unserer Zeit trifft.

Die Zusammenhänge zwischen Stress und Krankheitsrisiko sind heute sehr gut erforscht. Das tut auch dringend not in einer Zeit, in der die allgemeinen äußeren Anforderungen und Belastungen, Stress am Arbeitsplatz bis hin zu Mobbing und Burnout, immer mehr zunehmen. Durch seine längst nachgewiesene sanft regulierende Wirkung auf den Gehirnstoffwechsel und andere damit verbundene innere Systeme scheint sich eine alterprobte Heilpflanze zu einem äußerst populären modernen Stressblocker entwickelt zu haben. Da verwundert es nicht, dass aufgrund der notorisch bekannten Nebenwirkungen chemisch-synthetischer Psychopharmaka inzwischen auch für viele Ärzte die Verordnung von standardisierten Johanniskraut-Präparaten gegen leichte bis mittelschwere Depressionen bei einer nahezu gleichen Wirkung mit chemisch-synthetischen Antidepressiva eine ernst zu nehmende Alternative darstellt.

Wirksame pflanzliche Heilmittel scheinen als eine Art „Nebenwirkung" jedoch auch eine Menge Gegenwind zu bekommen: In den ganz am Fortschritt orientierten USA war Johanniskraut wegen Lichtdermatitis bei Weidetieren und vor allem wohl wegen seiner aufhellenden und anregenden, bisweilen als euphorisierend beschriebenen Wirkung, die als „potentiell psychedelisch" diffamiert wurde, sogar eine Weile ganz verboten. In Deutschland wurde Johanniskraut parallel zum Nachweis seiner Wirksamkeit zunächst apotheken- und dann in höheren Dosierungen rezeptpflichtig. Nachdem die Suche nach Nebenwirkungen relativ ergebnislos verlief, konnten immerhin einige „Wechselwirkungen" ausfindig gemacht werden, die seine Anwendung offenbar massiv behindern sollten. Gemessen an den üblichen kleingedruckten Episteln auf Beipackzetteln von chemisch-synthetischen Medikamenten mit einer Vielzahl an Nebenwirkungen oder Gegenanzeigen, bei denen die meisten Patienten sich überfordert fühlen oder resignieren, kann Johanniskraut glücklicherweise hier aber bei weitem nicht mithalten.

Folgen wir dem Johanniskraut nun durch die Höhen und Tiefen seiner wechselvollen Geschichte, wobei wir nicht nur alte und neue Einsichten in ein kleines Wunderwerk der Natur gewinnen mögen, sondern gleichzeitig auch in die Zusammenhänge zwischen alten und neuen Betrachtungsweisen von Heilpflanzen, zwischen traditioneller Erfahrungsheilkunde und moderner Schulmedizin, in die Verbindung zwischen Gesundheit, Krankheit und Heilung und nicht zuletzt auch zwischen Körper, Geist und Seele.

• 1 •
Johanniskraut, die Sonnenpflanze

„Ein Liebling der Sonne begrüßt den Sommer: bescheiden, trotz aller Schönheit" – so umschreibt der österreichische Kräuterpfarrer Weidinger das Johanniskraut und seinen sichtbaren Eintritt in den Jahreskreislauf. Der Johannistag ist auch der Tag, an dem das Johanniskraut traditionell gesammelt wird. Er fällt auf den 24. Juni und ist eigentlich als christliche Entsprechung zu der heidnischen Sonnwendfeier am 21. Juni eingeführt worden. An diesem äußeren Höhepunkt des Jahres, dem Sommeranfang, erreicht die Sonne ihren höchsten Stand, es kommt zur Sonnwende; ab da nimmt das Licht bereits wieder ab und schon werden die Tage wieder kürzer. Das Johanniskraut scheint diese Wahrheit in seinen Pflanzenzellen zu kennen, denn pünktlich mit dem Höchststand der Sonne, zwischen dem 21. und 24. Juni, fängt es zu blühen an. In diesem Zeitraum wird der Pflanze die höchste kosmische Aufladung zugeschrieben, und dies ist dann auch der optimale Zeitpunkt zum Sammeln.

Eine *Sonnenpflanze* wie das Johanniskraut lässt sich aber auch noch an etlichen anderen Kriterien erkennen, wenn wir uns etwas näher mit dem Aspekt beschäftigen wollen, der in der alten Erfahrungsheilkunde als „Signaturenlehre" bezeichnet wird. Mit ihrer Hilfe können wir die Zeichensprache der Natur entschlüsseln und an bestimmten äußeren Wesensmerkmalen den Charakter der Pflanze und auch die Art ihrer Heilkräfte ablesen.

Lassen wir uns nicht davon beirren, dass auch die Signaturenlehre mit den meisten früheren Betrachtungsweisen der Pflanze das Schicksal teilt, heute als „unwissenschaftlich" abgelehnt zu werden. Schauen wir trotzdem ein wenig genauer hin und identifizieren das Johanniskraut als „Heilmittel der Sonne" an den Merkmalen *Licht* und *Wärme*; zudem lässt sich an der Pflanze auch eine deutliche Verbindung zum *Rhythmus* der Sonne ableiten. Übrigens konnte das auf Erfahrung und Beobachtung beruhende Heilwissen gemeinsam mit den überlieferten Anwendungen sehr häufig durch moderne wissenschaftliche Forschungen bestätigt werden, wodurch sich die alte Kräuterheilkunde zur modernen *Phytotherapie* weiterentwickelt hat.

Woran eine Sonnenpflanze zu erkennen ist

Das Lichtprinzip

Bereits die fünf strahlenförmig angeordneten Blütenblätter erinnern an ein Sonnenrad mit Strahlenkranz und natürlich lässt auch die sonnenhafte gelbgoldene Farbe das Johanniskraut schon auf den ersten Blick als Lichtpflanze erkennen. Dieser wird eine allgemein anregende und belebende, ja fast „erleuchtende" Wirkung auf die Bewusstseinsklarheit zugeschrieben. Diese Stimmungsaufhellung hilft auf der körperlichen Ebene zur Überwindung von Abwehrschwäche und Kraftlosigkeit, geistig-seelisch bei Willensschwäche, Entschlusslosigkeit und depressiver Verstimmung.

Das Wärmeprinzip

Das Wärmeprinzip findet seinen Ausdruck darin, dass Johanniskraut nicht nur lichte und helle, sondern gleichzeitig auch warme und trockene Standorte bevorzugt und seine Hauptblütezeit im Hochsommer ist. Die dadurch eingefangene und wieder ausgestrahlte Wärme und Kraft zeigt sich in seiner öffnenden und entspannenden Wirkung.

Das Rhythmusprinzip

Dieses Prinzip ergibt sich bei einer Sonnenpflanze aus dem zyklischen Jahreslauf der Sonne und dem Tagesrhythmus. Analog dazu hat Johanniskraut Einfluss auf den Schlaf-/Wach-Rhythmus und auf Regulationssysteme im Körper, wie das Immun- und das Hormonsystem.

Auch einige seiner wichtigsten Inhaltsstoffe, wie beispielsweise die Hypericine und die Flavonoide, zeugen vom sonnenhaften Charakter des Johanniskrautes. Darüber werden wir in Kapitel 4 noch Genaueres erfahren.

Johanni: eine lebendige Tradition

Johanniskraut hat schon immer eine große Rolle in Mythologie und Religion, in Magie und Volksheilkunde gespielt. Wie bereits erwähnt, ist der Johannistag am 24. Juni das christliche Pendant zu dem als „heidnisch" geltenden Sonnwendfest am 21. Juni. Der 24. Juni gilt als Geburtstag von Johannes dem Täufer, der genau ein halbes Jahr vor Christus geboren sein soll, weshalb der Johannistag auch als „Sommer-Weihnachten" bezeichnet wurde. Der Johannistag wurde bereits im 5. Jahrhundert eingeführt und die Gestalt von Johannes dem Täufer spielt in der volkstümlichen Überlieferung seit jeher eine wichtige Rolle. Das Sonnwendfest und der Johannistag sind im Brauchtum nahezu untrennbar miteinander verschmolzen, und das Johanniskraut erhielt gleichermaßen den doppelten Segen, denn es wurde vom Priester geweiht und machte ebenso den Sprung durchs Johannisfeuer mit.

Schon seit vorchristlicher Zeit steht die Sommersonnwende mit dem Feuer in Verbindung. An diesem Tag, einem der beiden Wendepunkte im Jahreslauf der Sonne, erreicht das feurige Gestirn den Höhepunkt seiner Kraft und Einwirkung. Das Johannisfeuer soll die Atmosphäre reinigen und böse Geister verscheuchen oder, symbolisch gesehen, die Sonne in ihrem Kampf gegen die Mächte der Finsternis unterstützen. Der Sprung durch die Flammen reinigt von „dämonischen" Kräften, das heißt, von negativen Einflüssen und Krankheiten, und stärkt gleichzeitig die Gesundheit für das gesamte kommende Jahr – bis zur nächsten Dämonenaustreibung. Neben vielen anderen Bezeichnungen hat dies dem Johanniskraut auch den Beinamen *„Fuga daemonum"* eingebracht. Johanniskraut, das am Mittag desselben Tages gesammelt und am Abend über den Flammen des Johannisfeuers getrocknet wird, soll daraus auch die Kraft aufnehmen, das ganze Jahr über schädliche Einflüsse fernzuhalten.

Es gibt eine ganze Reihe von solchen *Johanniskräutern*. Außer dem Johanniskraut selbst wird beispielsweise auch Königskerze, Ringelblume und Heckenrose eine Verbindung mit den Kräften des Lichtes und der Wärme nachgesagt; gleichzeitig sollen sie Schutz vor Dunkelheit und Kälte bieten. Aus neun verschiedenen Pflanzen, die am Vorabend des Johannistages gesammelt und oft in einer Johanniskräuterweihe geweiht wurden, werden am Johannisabend Sträuße oder Kränze gebunden. Sie dienen das ganze Jahr über als Schutz vor Krankheit, Blitzeinschlag, Feuergefahr und anderen negativen Einflüssen. Zu diesen Sonnwendbuschen werden regional ganz unterschiedliche Pflanzen verwendet, zu denen fast immer Wilder Majoran (Dost), Sumpfporst (Weiße Heide) und natürlich Johanniskraut (Hartheu), die Teufelsflucht, gehören:

Dosten, Hartheu, weiße Heid
tun dem Teufel alles Leid.

Beim Sprung über das Johannisfeuer ist es auch Brauch, sich mit Blumen und Kräutern zu umgürten. Für einen solchen *Sonnwendgürtel* werden vor allem Johanniskraut, Eisenkraut und Beifuß verwendet. Johanniskraut und Beifuß zählen auch zu den großen Frauenkräutern, woraus sich die Verbindung des Sonnwendgürtels mit einem alten Fruchtbarkeitszauber erklärt: Einen solchen soll nämlich auch die germanische Göttin Freya, die Schutzherrin der Frauen, der Liebe, der Heilkräuter und des Hellsehens, besessen haben, und selbst der Donnergott Thor soll seine magischen Kräfte daraus gezogen haben.

Nach dem Sprung durchs Feuer werden die Kräuter entweder über dem Feuer getrocknet oder in die Flammen geworfen, was symbolisch für die Vorstellung steht, sich durch die transformierende Kraft des Feuers von allen schädlichen Einflüssen zu befreien. Vielleicht mögen wir heute bei der überlieferten Verwendung von Heilkräutern manches als veraltetes kultisches Brauchtum ansehen oder gar als „Aberglauben" abtun, doch beruhten diese Bräuche auf einer Haltung der Achtung und Wertschätzung gegenüber Pflanzen, die als beseelte Wesen, als „Sitz eines Geistes" angesehen wurden. Auf jeden Fall gilt Johanni auch heute noch als ein besonderer Tag mit einer lange überlieferten und immer noch gern gelebten Tradition. Vor allem in ländlichen Regionen brennen noch überall die Johannisfeuer und ist das Sammeln von Johanniskraut und das Zubereiten des eigenen Rotöls weit verbreitet.

Johanniskraut in der Volksüberlieferung und Erfahrungsheilkunde

Aufgrund des zu beobachtenden starken Interesses an Johanniskraut und überhaupt der europäischen „Urmedizin" soll hier auch ein kurzer Ausflug in seine geschichtliche und heilkundliche Überlieferung unternommen werden.

Die Verwendung des Johanniskrautes zu Heilzwecken sowie auch die ihm zugeschriebene Rolle in kultischen Bräuchen lässt sich mindestens bis zur griechisch-römischen Antike zurückverfolgen, wobei vor allem die Nutzung des Öls als äußerst vielseitiges Wundmittel überliefert ist. Der Name *Hypericum* (griech. *hyper* = „über", *eikon* = „Bild"), den auch der Botaniker Linné für Johanniskraut übernahm, leitet sich vermutlich von dem Brauch ab, bestimmte Kräuter über Bildnissen von Gottheiten aufzuhängen, um damit die bösen Geister fernzuhalten. Der spätere Name *Fuga daemonum*, „Teufelsflucht", weist ebenfalls auf entsprechende, dem Johanniskraut zugeschriebene Fähigkeiten hin. Sicherlich besteht hier auch eine Verbindung mit den durch die Sekretbehälter perforierten Blätter des „Löcherlkrautes" und dem Volksglauben, der Böse habe die Pflanze aus Wut über ihre wunderbare Wirksamkeit, die seinen Teufeleien im Wege stand, mit tausend Nadelstichen durchbohrt. Genau dadurch aber soll das Johanniskraut umso heilkräftiger geworden sein, denn das perforierte Hypericum gilt ja als die wirksamste Art.

Die Signaturenlehre als Schlüssel

Der Signaturenlehre sind wir bereits in Kapitel 1 begegnet, als wir lernten, das Johanniskraut als typische Sonnenpflanze zu identifizieren. Sie kam bereits in der

Antike zur Anwendung und war die für das späte Mittelalter typische Betrachtungsweise von Pflanzen. Schriftlich niedergelegt wurde die Signaturenlehre jedoch vor allem von Paracelsus, der auf der Basis von Philosophie, Astronomie, Alchemie und nicht zuletzt praktischer Erfahrung diese Form der Anschauung systematisch entwickelt hat. Dabei stellt er die Pflanze in einen „kosmischen Zusammenhang mit der großen geheimen Kraft, die der Schöpfer in die Natur legt", und liest aus ihrer äußeren Gestalt innere Wesenseigenschaften und die damit verbundenen Heilwirkungen ab. So leitet er bei Johanniskraut die Wirkung als Wundermittel beispielsweise sowohl aus dem aus den Blüten hervortretenden „Blut" als auch aus den „porosischen Löcherungen" der Blätter ab. Auf ganz anderen Wegen ist später die moderne Medizin zu denselben Ergebnissen wie dieser Arzt aus der ersten Hälfte des 16. Jahrhunderts gelangt.

Aufgrund seiner besonders auffallenden Pflanzensignatur sind mit Johanniskraut auch zahlreiche, zum Teil legendäre Überlieferungen über die Abwehr und den Schutz vor Gewehrkugeln und Hieb- und Stichwaffen verbunden, was außer in die Namensgebung auch in das Brauchtum eingeflossen ist. Ergänzt wird dies durch das andere, ausgesprochen magisch anmutende Kennzeichen des Johanniskrautes: der blutrote Saft, der beim Zerreiben zwischen den Fingern und vor allem auch beim Ansetzen von Rotöl hervortritt. Davon zeugen solche alten volkstümlichen Namen wie „Mannsblut" und „Elfenblutkraut", während die Bezeichnung „Johannisblut" an die Verbindung zu Johannes den Täufer und damit zu den Mythen des Johannistages und der Sommersonnwende erinnert.

Die Volksweisheit „*Lieb Kind hat viele Namen*", ein Hinweis darauf, dass eine so beschriebene Heilpflanze eine sehr große Verbreitung und Wirksamkeit haben muss, gilt natürlich auch für das Johanniskraut. Durch die Erwähnung in den antiken Naturgeschichten so berühmter Autoren wie Plinius, Hippokrates und Dioskurides hat sich das Allheilkraut schon früh einen festen Platz in der Heilkunde sichern können und steht auch in der mittelalterlichen Klostermedizin, etwa bei Albertus Magnus, in hohem Ansehen. Die wichtige Rolle, die Johanniskraut in Heilkunde und Brauchtum der Volksüberlieferung spielt, belegen auch die einschlägigen großen Kräuter-Enzyklopädien des 16. bis 18. Jahrhunderts, unter anderem von Hieronymus Bock, Leonhart Fuchs, Matthiolus, Lonicerus und Tabernaemontanus. Neben der äußerlichen Anwendung des Johanniskraut-Rotöls bei Wunden aller Art und zum Einreiben bei Ischias und rheumatischen Schmerzen wird auch die innerliche Anwendung empfohlen: die Einnahme von Öl, als Tinktur oder besonders von Tee bei Verdauungsstörungen und nervösen Magenbeschwerden, für Leber, Galle und Nieren, zur Kräftigung des Herzens und gleichzeitig zur Beruhigung der Nerven, bei Lungenerkrankungen und Verschleimung sowie für viele, nervlich oder hormonell bedingte Frauenleiden. Von diesem vielseitigen Anwendungsspektrum zeugen auch die zahlreichen und immer liebevoller werdenden Volksnamen, wie zum Beispiel Nabelkraut, Liefwehbloom, Waldhopfen, Wildgartheil, Frauenkraut und Liebfrauenbettstroh, um nur einige wenige zu nennen.

Die Lieblingspflanze von Paracelsus

Nur wer Himmel und Erde erkennt,
erkennt auch den ganzen Menschen,
und wer den ganzen Menschen erkennt,
der allein ist Arzt.

(Paracelsus)

Der große Arzt und Universalgelehrte Paracelsus (1493-1541) dürfte wohl der bedeutendste Fürsprecher des Johanniskrautes gewesen sein. In seinem Buch *Von den natürlichen Dingen* widmet er der „Perforata" ein eigenes Kapitel. Ihm ist vor allem zu verdanken, dass er Johanniskraut nicht nur als Mittel gegen Würmer und Wunden und als Balsam für die Haut rühmt, sondern besonders als Seelenbalsam, als Mittel gegen „eingebildete Stimmen, Wahnsinn und Aberwitz", gegen die „Phantasmata in und auch außerhalb des Menschen", die ihn dazu zwingen können, sich selbst zu töten. Etwas moderner ausgedrückt, handelt es sich dabei um ein Mittel gegen Gemütskrankheiten; und noch moderner: um ein Antidepressivum. Für ihn ist Johanniskraut ein wahres „Arkanum", eine Universalmedizin für den ganzen Menschen.

Mit den „Phantasmata" sind nach damaliger Vorstellung Phantasien gemeint, die dazu führen, dass der Mensch von einer anderen Wesenheit beherrscht oder „besessen" wird, so dass er Geister oder Gespenster sieht oder hört. Der bereits im Mittelalter für Johanniskraut verwendete Name *Teufelsflucht* ist ein intuitiv zu verstehender Hinweis auf diese Zusammenhänge, denn in jenen Zeiten wurden Schwermut und Melancholie als personifizierte „innere Dämonen" angesehen, und die

25

Heilung von „Besessenheit" galt als eine Form der Teufelsaustreibung. Heute nennen wir dies Depression oder depressive Verstimmtheit. Johanniskraut bei sich zu tragen, oft daran zu riechen, sich Tee daraus zu bereiten, ja selbst Kräutersträuße im Haus aufzuhängen galt laut Paracelsus als Mittel, um Geister und Phantasien fernzuhalten, die den Menschen in Verzweiflung stürzen können.

Bevor wir uns nun den Inhaltsstoffen von Johanniskraut unter modernen wissenschaftlichen Gesichtspunkten zuwenden, wollen wir noch ein wenig auf den Spuren der alten Heilkundigen wandeln und unseren inneren Blick, unsere Sinne für diese besondere Heilpflanze entwickeln und schärfen lernen. Schon mit dem Vorgang, sie selbst zu sammeln, bekommen wir ein eigenes Gespür für ihr Wesen, ihre Wirksamkeit und auch ihre individuelle, persönlich auf uns abgestimmte Nutzung.

• 3 •
Erste eigene Erfahrungen
mit Johanniskraut sammeln

Wer die Gelegenheit dazu hat, sollte selbst auf die Suche gehen und „sein" Johanniskraut sammeln: sei es zum Trocknen für Tee oder für die eigene Zubereitung von Rotöl. In früheren Zeiten wurden die Pflanzen von den Heilkundigen aus dem Volk ebenso wie auch von den Ärzten fast immer selbst gesammelt und zubereitet. Die Heilwirkung von Pflanzen erwies sich dann durch die Erfahrung am Kranken, was bei diesem Ansatz, im Unterschied zum Nachweis der Wirksamkeit mittels wissenschaftlicher Methoden, zu der Bezeichnung *Erfahrungsheilkunde* geführt hat. Hinzu kommt natürlich die sinnliche Erfahrung der ganzen Pflanze über ihre Gestalt, ihre Farbe, ihren Geruch und Geschmack. Trotz der zahlreichen Fertigprodukte, die angeboten werden, gilt auch heute noch die Empfehlung, dass wir unsere Kräuter so weit wie möglich selbst sammeln und für die Aufbewahrung in einer eigenen Naturapotheke zubereiten.

Über den optimalen Zeitpunkt zum Sammeln von Johanniskraut haben wir in Kapitel 1 bereits einiges gehört. Nicht nur das Zeitfenster zwischen dem 21. und 24. Juni, auch das Sammeln zu bestimmten Tageszeiten und die Berücksichtigung des Mondstandes sind nach Möglichkeit einzubeziehen. Sowohl der große Arzt Paracelsus, als dessen Lieblingspflanze das Johanniskraut gilt, als auch der berühmte schwedische Botaniker Linné, der sich intensiv mit der Beschreibung und Ordnung seiner Arten beschäftigte, empfehlen beide die Zeit „vor dem Morgentau", vor Sonnenaufgang, doch auch die Mittagszeit als eine der Sonne geweihte Stunde oder ein Sonntag werden häufig genannt. Bei zunehmendem Mond, im allerbesten Fall bei Vollmond, besteht eine hohe Konzentration heilender Pflanzenenergien; umso besser, wenn der Mond außerdem noch in einem „Blütenzeichen" steht, also einem der drei Luftzeichen Zwillinge, Waage und Wassermann, denn diese werden bei den Pflanzen den Blüten zugeordnet.

Nach der Wahl des richtigen Sammelzeitpunktes richten wir unser Augenmerk dann auf den richtigen Standort. Aufgrund der Prinzipien von Licht und Wärme bevorzugt die Sonnenpflanze Johanniskraut leichte Böden und wächst an hellen, trockenen und natürlich sonnigen Standorten, wie beispielsweise an Wegrändern und Böschungen. Sie werden bald einen Blick dafür bekommen, ob es sich um das von Ihnen gesuchte Johanniskraut handelt, auch ohne dafür ein botanisches Lehrbuch zu Rate ziehen zu müssen. Tatsächlich aber kennt die Botanik mehrere hundert Johanniskraut-Arten und zumindest ein gutes Dutzend davon kommt in unseren Breitengraden häufig vor. Da ist es wichtig, sich beim Selbstsammeln ein paar Unterscheidungsmerkmale einzuprägen, um auch wirklich das echte Tüpfel-Johanniskraut mit dem botanischen Namen *Hypericum perforatum* nach Hause zu tragen. Um dies zu gewährleisten, sollen nun ein paar weitere Kriterien zur Bestimmung genannt werden.

Ein kleiner Ausflug in die Botanik

Zu der Pflanzenfamilie der **Hypericaceae** oder Johanniskrautgewächse, die aufgrund ihres harten Stängels auch „Hartheugewächse" genannt werden, zählen weltweit mehrere hundert Arten. Viele von diesen weisen helle oder dunkle Sekretbehälter und Öldrüsen in den Blättern und Blüten auf, die wichtige Substanzen, ätherische Öle, Harz- und Balsamstoffe enthalten. Hält man die Pflanze gegen das Licht, dann wirken die Blättchen wie durchlöchert oder „perforiert", und dies hat unserem

Heilkraut die botanische Bezeichnung **Hypericum perforatum** eingebracht. Der Volksmund spricht sehr anschaulich vom „Löcherlkraut" oder „Tüpfel-Hartheu".

Hypericum perforatum wird zwischen 30 und 70 cm, in manchen Fällen auch bis zu 1 m hoch. Der ganz gerade, sich nach oben verzweigende Stängel ist zweikantig; die Blätter sind gegenständig, und die goldgelben Blüten, die in endständigen Scheindolden stehen, haben fünf Blütenblätter. Die Blütezeit beginnt um die Sommersonnwende und fällt hauptsächlich in den Monat Juli. Aus den Blüten bilden sich Samenkapseln, deren Samen im August oder September ausgereift sind.

Das echte Tüpfel-Johanniskraut ist an schwarzen Tupfen und feinen violetten Längsstreifen auf den goldgelben Blütenblättern erkennbar. Wenn man diese in frischem Zustand zwischen den Fingern zerreibt, tritt ein blutroter Saft aus – ein Hinweis auf das Vorkommen von Hypericin. Doch auch andere Hypericum-Arten, wie etwa das Gefleckte oder das Flügel-Johanniskraut, weisen das gleiche Merkmal auf. Hier ist es wichtig, beim Sammeln auch darauf zu achten, dass der Stängel zwei charakteristische Längskanten aufweist. Er wirkt dadurch etwas plattgedrückt und lässt sich so von anderen Varietäten mit einem stielrunden oder auch vierkantigen Stängel unterscheiden. Hierbei hilft auch wieder der Standort, denn manche wild wachsenden Arten sind nicht nur kleiner, sondern wachsen auch eher auf feuchten Wiesen.

Mit einem durch persönliche Erfahrung geschulten Auge und auch durch Ihre Intuition spüren Sie meistens nach einer Weile, wo Ihre Sammelplätze sind und wo „richtiges" Johanniskraut wächst, ohne erst in einem Bestimmungsbuch nachschlagen zu müssen. Außerdem können Sie die genannten kleinen Überprüfungen anstellen. Mit der Zeit könnte es dann vielleicht auch für Sie zu einem eng mit Sommer, Sonne und Selbstheilung verbundenen kleinen Ritual werden, den eigenen Jahresbedarf an Johanniskraut zu sammeln, sich aus den frischen Blüten selbst Rotöl anzusetzen und aus den getrockneten Kräutersträußen bei jedem Wind und Wetter sonnenkräftigen Johanniskrauttee oder zauberhafte Kräuterteemischungen zum Leben zu erwecken.

Hinweise für die Zubereitung von Rotöl

Für die Zubereitung von Johanniskrautöl ist es wichtig, darauf zu achten, dass keine nassen Pflanzen gesammelt werden, damit das Öl später nicht schimmelt, und dass außerdem nur ganz frische, am gleichen Tag gepflückte Pflanzen verwendet werden, weil dann beispielsweise die Konzentration von Hypericin nachweislich am höchsten ist. Die Blüten und Knospen werden abgezupft und in einem weithalsigen hellen Glasgefäß mit einem sehr guten kaltgepressten Speiseöl angesetzt, in der Regel wird dafür Olivenöl verwendet; sehr gut als Gefäß geeignet sind fest verschließbare Einmachgläser.

In dieses Gefäß werden eine oder mehrere Handvoll Johanniskrautblüten hineingegeben und mit dem individuell ausgewählten Öl aufgefüllt, so dass sie vollständig davon bedeckt werden. Das Glas sollte nur halb oder höchstens zu zwei Drittel aufgefüllt werden, da sich das Öl bei Wärmeeinwirkung stark ausdehnt. Das Gefäß wird luftdurchlässig mit einem Papier oder Gaze bedeckt in die Sonne gestellt. Nach vier bis sechs Wochen zeigt seine kräftig rote Farbe an, dass das Öl fertig ist. Dann kann es in kleinere lichtundurchlässige Fläschchen abgefüllt werden und sollte kühl und dunkel aufbewahrt werden.

In Kapitel 9 werden wir noch viele praktische Tipps für die Zubereitung, die Auswahl des aufgrund des Verwendungszweckes am besten geeigneten Öls, spezielle Rezepturen und natürlich die vielfältigen Anwendungsmöglichkeiten kennenlernen.

Hinweise für das Trocknen und Aufbewahren von Johanniskraut

Es sollte immer frisches Johanniskraut in ausreichender Menge gesammelt werden, um genügend Rotöl anzusetzen und den Jahresbedarf für die Teezubereitung zu decken. Die Vorteile von Wildpflanzen gegenüber gekaufter Ware oder selbst im Vergleich zu im eigenen Garten kultivierten Pflanzen liegen auf der Hand: Man hat damit nicht nur eine Frischegarantie, sondern kann bei wild wachsenden Pflanzen auch auf einen von Umweltbelastungen möglichst freien Standort achten. Gerade im Falle von Johanniskraut sind außerdem die Vorteile eines selbst gewählten Standortes und eine Höhenlage wegen der größeren Sonneneinstrahlung für die Entwicklung der heilsamen Lichtstoffe sehr förderlich.

Die gesammelten Pflanzen müssen trocken und sauber sein. Sie können sie zu Sträußen bündeln und an einem luftigen, aber schattigen Ort ohne direkte Sonneneinstrahlung mit dem Kopf nach unten aufhängen. Wird die Pflanze in dieser Weise aufgehängt, dann „weiß" sie sozusagen, dass sie nun zu wachsen aufhören und trocknen soll. Nach dem vollständigen Trocknen lassen sich Blätter und Blüten leicht von den Stängeln abstreifen. Wenn Sie für die Zubereitung von Johanniskrautöl die Blüten bereits in ungetrocknetem Zustand abgezupft haben, können Sie dies auch mit den frischen Blättchen tun und diese auf Tüchern, Papier oder in speziellen Trockensieben ausbreiten. Erst wenn das Sammelgut völlig getrocknet ist und beim Anfassen raschelt, kann es in Gläser oder Dosen gefüllt und gut verschlossen aufbewahrt werden. Wenn man sich dafür nicht genügend Zeit oder Geduld nimmt, ist gerade das Johanniskraut besonders anfällig dafür, vor sich hinzumüffeln oder sogar zu schimmeln.

Im letzten Kapitel 9 werden noch einige überlieferte und selbst erprobte Ratschläge für die Ölzubereitung und ausgewählte bewährte Teerezepte vorgestellt, um zu eigener Kreativität und Entdeckerfreude anzuregen.

• 4 •
Die erforschten Inhaltsstoffe von Johanniskraut und wie sie zusammenwirken

Vielleicht haben Sie bereits ein paar eigene Erfahrungen mit Johanniskraut gesammelt und sind schon sehr neugierig geworden, endlich zu erfahren, was denn nun eigentlich wie und warum bei diesem Pflanzenheilmittel wirkt. Diese Fragen wurden in früheren Zeiten seltener gestellt, denn die Erfahrungsheilkunde brauchte keinen wissenschaftlichen Nachweis für die Wirkungsrichtung einzelner Inhaltsstoffe, sondern zog die Bestätigung für die erfolgreiche Anwendung der Pflanzenmedizin aus der praktischen Beobachtung, dass Krankheiten oder Beschwerden geheilt oder gelindert wurden beziehungsweise dass die Verwendung bestimmter Heilkräuter als vorbeugende Maßnahme diente.

Heute müssen auch altehrwürdige und langbewährte Heilpflanzen als „Phytopharmaka" auf den Prüfstand der Wissenschaft, um den Nachweis von „Qualität, Wirksamkeit und Unbedenklichkeit" zu erbringen. Sehr positiv daran ist, dass diese Herangehensweise zu einem regelrechten Heilpflanzen-Boom geführt hat, denn mit diesen Forschungen konnte nicht nur eine sanfte, längerfristige Wirksamkeit nachgewiesen werden, sondern auch die Unbedenklichkeit, also der Wegfall der meisten gefürchteten Nebenwirkungen von vielen chemisch-synthetischen Arzneimitteln.

Die Heilpflanzen aus der „Apotheke Gottes" werden heute gern als Komplexmittel bezeichnet, deren Wirksamkeit sich aus einem sogenannten „Synergie-Effekt" erklären lässt. Das Ganze, also die Gesamtwirkung einer Heilpflanze, ist mehr als die Summe ihrer Teile, der einzelnen Inhaltsstoffe. Dennoch sollen nun die wichtigsten, bisher isolierten Inhaltsstoffe des Johanniskrautes einzeln vorgestellt werden – zumal diese Betrachtungsweise auch den Vorteil hat, dass diese Suche nach Einzelwirkstoffen immer weitere Anwendungsmöglichkeiten von Johanniskraut ans Licht gebracht hat.

Der Lichtstoff Hypericin

Die Hypericine zählen zu den wichtigsten Inhaltsstoffen des Johanniskrautes und zeugen von seinem sonnenhaften Charakter. Dazu gehört außer Hypericin auch Pseudohypericin, das sich beim roten Johanniskrautöl durch die Einwirkung von Wärme und Sonnenlicht zu heilkräftigem Hypericin umwandelt. Dieser rote Farbstoff hat nicht nur eine Verbindung zum Blut und empfiehlt Johanniskraut als blutstillendes Wundmittel, sondern zeigt auch eine besonders konzentrierte Lichtwirkung. Während er der Pflanze unter anderem als Schutz vor Viren dient, so dass man sogar von einer antiretroviralen Aktivität der Hypericine sprechen kann, erzeugt er beim Menschen den Effekt einer Fotosensibilisierung über die Haut, die sich in zweifacher Weise äußern kann: entweder in Form einer gesteigerten Licht- beziehungsweise Strahlenempfindlichkeit der Haut oder in Form einer besseren Lichtausnutzung, was zur spürbaren Stimmungsaufhellung beiträgt.

Auf Hypericin, das am stärksten konzentriert in den punktierten Sekretbehältern der Blüten vorkommt, ist der Effekt zurückzuführen, dass beim Zerreiben von frischen Johanniskrautblüten ein blutroter Saft austritt und die Finger nachhaltig färbt. Auch die Tatsache, dass sich das mit Johanniskrautblüten angesetzte Olivenöl nach wenigen Tagen in der Sonne rot färbt, ist auf die Wirksamkeit von Hypericin zurückzuführen. Voraussetzung dafür ist, dass man das echte Johanniskraut gesammelt hat.

Biochemisch gehört Hypericin zu den Naphtodianthronen; gemeinsam mit anderen verwandten Verbindungen beträgt der Anteil an Gesamthypericinen im Johanniskraut 0,2 bis 0,3 %. Lange galt Hypericin, das durch seinen fotosensibilisierenden Einfluss auf Botenstoffe im Gehirn und eine erhöhte Melatonin-Ausschüttung eine bessere Lichtausnutzung unterstützt, als *der* antidepressive Wirkstoff im Johanniskraut und wurde zur Bestimmung seiner Wirksamkeit herangezogen. Der wissenschaftliche Nachweis dafür konnte allerdings noch nicht zweifelsfrei erbracht werden, so dass Hypericin inzwischen nur noch als charakteristische Leitsubstanz gilt. Mit den Worten der Wissenschaft: Die Frage nach dem „eigentlichen Angriffspunkt" ist nicht zweifelsfrei geklärt – und daher wird auf den Hauptinhaltsstoff weiter Jagd gemacht.

Außer der fotosensibilisierenden Wirkung konnte auch eine antivirale Eigenschaft von Hypericin nachgewiesen werden. So wurde seine Wirkung auf Grippe- und Herpes-simplex-Viren erforscht. Neuerdings wird vor allem die Hemmung von Retroviren untersucht, wozu unter anderem auch die HIV-Viren als Erreger von AIDS gehören.

Wie gefährlich ist Hypericin?

Bei möglichen Nebenwirkungen wird auf Packungsbeilagen von Johanniskraut-Fertigpräparaten an erster Stelle immer wieder der sogenannte „Hypericismus" genannt: der Effekt einer Fotosensibilisierung, die als eine Art von allergischer Reaktion bei Lichtüberempfindlichkeit auftreten und sich in sonnenbrandähnlichen Rötungen und Reizungen vor allem bei heller Haut äußern kann.

Die Beobachtung einer gesteigerten Lichtüberempfindlichkeit wurde zuerst bei hellhäutigen Weidetieren in Südafrika, Australien und Kalifornien beobachtet, die versehentlich zu viel Hartheu gefressen hatten und gleichzeitig starker Sonneneinwirkung ausgesetzt waren. Dies traf vor allem bei Albinos zu; an pigmentlosen Stellen rötete sich die Haut der Tiere, es bildeten sich Ekzeme und es kam zu Haarausfall.

Der Farbstoff Hypericin im Johanniskraut konnte erst 1942 durch den Chemiker Hans Brockmann entdeckt und isoliert werden. Versuche damit ergaben, dass Hypericin eine sehr hohe Lichtempfindlichkeit auslöst. Hellhäutige Tiere zeigten nach Hypericin-Gaben zunächst eine angstvolle Unruhe und Erregung. Dann bekamen sie stark druckempfindliche Schwellungen und Geschwüre. Oft traten auch Fallsucht und Atemnot auf, aufgrund von Herzschwäche kam es sogar vereinzelt zu Todesfällen. Als Ursache dafür wurde die sogenannte **Hämolyse** angenommen, das heißt, die Auflösung der roten Blutkörperchen, die bei Belichtung ihren roten Farbstoff an die umgebende Flüssigkeit abgeben.

Der Neurologe Karl Daniel wendete diese fototoxische Wirkung nach dem homöopathischen Prinzip auf eine entsprechende Dosierung an. Frei nach Paracelsus entschied die Dosis darüber, ob es sich um ein „Gift" oder um ein Heilmittel handelt. Damit erreichte Daniel, dass seine Versuchstiere ausgesprochen lebenslustig, neugierig und entdeckungsfreudig wurden. Ein Mittel gegen Depression war gefunden!

Später wurde bei Kälbern erforscht, dass es erst dann zu Schädigungen der Haut unter Sonneneinfluss kommen kann, wenn sie 3 g Johanniskraut pro kg Körpergewicht verzehrt haben. Beim Menschen beträgt die therapeutische Dosis jedoch weniger als 0,1 g pro kg Körpergewicht und Tag. Daher konnte eine Hautschädigung bei einer Johanniskraut-Therapie bisher auch noch nicht mit Sicherheit nachgewiesen werden, bei Überdosierung oder sehr hypericinreichen Extrakten konnte sie jedoch auch nicht völlig ausgeschlossen werden. Lediglich ein Fall ist bekannt, bei dem aufgrund einer 35-fachen, intravenös verabreichten Hypericin-Dosis bei einer AIDS-Behandlung 24 Stunden nach Sonneneinwirkung zwar Hautjucken auftrat, dieses allerdings keinerlei Dauerschädigungen hinterließ.

Fazit: Der mögliche Effekt einer Fotosensibilisierung ist zwar für hellhäutige und besonders empfindliche Menschen mit einer Neigung zu Sonnen- und Hautallergie zu berücksichtigen. Das heißt, sicherheitshalber sollte man sich bei innerlicher Einnahme von Johanniskraut oder nach dem Einreiben der Haut mit Rotöl nicht gerade in der prallen Sonne oder im Solarium rösten. Es gilt auch die Faustregel, bei Urlaubsreisen 14 Tage vor der ersten Sonneneinstrahlung die Einnahme von Johanniskraut-Präparaten sicherheitshalber abzusetzen. Andererseits muss aber berücksichtigt werden, dass sich die fotodynamische Wirkung von Hypericin nur unter dem Einfluss von Tageslicht entfalten kann, denn sonst kommt es nicht zu einer besseren Lichtausnutzung und der damit verbundenen Beeinflussung des Gehirn- und Hormonstoffwechsels.

Die Flavonoide und Bioflavone

Auch die Flavonoide zeugen vom sonnenhaften Charakter des Johanniskrautes. Hier sind vor allem die gelben Farbstoffe Quercetin und Quercitrin zu nennen. Diese im Zellsaft gelösten gelben Farbpigmente kommen ansonsten vor allem in anderen Sonnenpflanzen wie der Ringelblume, der Königskerze, der Goldrute und natürlich der Sonnenblume vor. Sie dienen den Pflanzen als Schutz vor kurzwelligem UV-Licht. Beim Menschen kommt es außer zu einer Stimmungsaufhellung durch den Einfluss auf die Konzentration von Serotonin im Gehirnstoffwechsel durch ihre antiviralen und gefäßstärkenden Eigenschaften auch zu einer entzündungshemmenden Wirkung und zu einer beschleunigten Wundheilung.

Nachdem nicht mehr allein Hypericin als Leitsubstanz für die Erklärung der Wirksamkeit von Johanniskraut zuständig ist, geht man heute auch von einer Synergie mit einem hohen Gehalt an Flavonoiden in der Pflanze aus. Insbesondere ist aber auch das Zusammenwirken mit Hyperforin in den Fokus gerückt.

Hyperforin

Der rote Farbstoff Hyperforin ist mit 2 % in den frischen Blüten des Johanniskrautes enthalten. Er hat eine antibiotische und entzündungshemmende Wirkung, seine Aktivität gegen Staphylokokkus aureus und andere Keime konnte wissenschaftlich nachgewiesen werden. Gemeinsam mit Hypericin gilt es heute als einer der wichtigsten Wirkstoffe im Johanniskraut und ist hauptsächlich an dessen antidepressiver Wirkung beteiligt, da es die Wiederaufnahme von Serotonin, Dopamin, Noradrenalin und anderer Neurotransmitter aus dem synaptischen Spalt hemmt. Zudem besteht eine Verwandtschaft zwischen den Hyperforinen und den Hopfenbitterstoffen Humulon und Lupulon, was zu der beruhigenden und entspannenden Wirkung des Nervenkrautes beiträgt.

Das ätherische Öl

Diese stark duftende balsamische Substanz befindet sich in den Harzbehältern der Blätter, die als „Tüpfel" in Form von durchsichtigen Punkten sichtbar sind, wenn man die damit gewissermaßen „perforierte" Pflanze gegen das Licht hält. Balsame sind in ätherischem Öl gelöste Harze.

Ätherische Öle sind sehr wirksame Pflanzensubstanzen mit einer direkten Wirkung auf die Haut und zusätzlich einer indirekten Wirkung durch ihren Duft. Ätherisches Johanniskrautöl entfaltet seine Wirkung daher nicht nur, wenn es in Pflegeprodukte eingearbeitet wird, sondern auch in der Duftlampe. Der Duft ist gleichzeitig frisch und würzig-balsamisch. Eine Anwenderin wird dabei an eine Mischung aus Hopfen und Zitrone erinnert, was an die Umschreibung der Wirkung von Johanniskraut mit „wie Baldrian und Kaffee zugleich" denken lässt, es wird aber mehr zu Heilzwecken als zum reinen Beduften eingesetzt.

Der Anteil von ätherischem Öl im Johanniskraut ist mit 0,1 bis 0,3 % nur sehr gering. Mit Terpenen und Sesquiterpenen enthält es wertvolle Substanzen für die Wundheilung. Im Rotöl wirkt es entzündungshemmend und regeneriert krankes Gewebe. Die Heilwirkung bezieht auch das Nervensystem mit ein, so dass beispielsweise bei Schockzuständen und posttraumatischen Schmerzen durch die Gabe von Johanniskraut in vielen Fällen eine Besserung zu beobachten ist. Dies hat der Pflanze auch den sehr treffenden Beinamen „Arnika der Nerven" eingebracht: Beide sind Sonnenpflanzen und auch in ihrer Heilkraft miteinander verwandt.

Das synergetisch wirksame Komplexmittel Johanniskraut

Während man noch in den 90er-Jahren davon ausging, dass die Wirksamkeit von Johanniskraut durch den Hypericin-Gehalt zu erklären sei, geht man inzwischen davon aus, dass die therapeutische Wirksamkeit durch ein Zusammenwirken mehrerer Wirkstoffe und Wirkmechanismen zustande kommt.

So werden für die Arzneimittelherstellung heute vergleichsweise geringe Hypericin-Gehalte von 0,15 % sowie hohe Gehalte an Flavonoiden und im ätherischen Öl vorkommende Gehalte an Sesquiterpenen gefordert. Zu den weiteren Inhaltsstoffen im Johanniskraut gehören unter anderem auch noch Gerb- und Bitterstoffe, Beta-Carotin und Vitamin C. Ihre Gesamtwirkung geht weit über das bloße Summieren der einzelnen Bestandteile hinaus.

Die ausgesprochen vielfältigen Wirkungsbereiche von Johanniskraut, die selbst Wissenschaftler bis in die Gegenwart hinein von einem „Wundermittel" und Ärzte von einer „Basismedizin" sprechen lassen, dürften sich aus dem synergetischen Zusammenwirken mehrerer Substanzen und Inhaltsgruppen erklären. Dabei lässt sich Hypericin als Leitsubstanz zwar sehr gut standardisieren, doch gleichzeitig steht schon fest, dass eine höhere Dosis des Gesamtextraktes entscheidender für die Wirksamkeit ist als der Hypericin-Gehalt.

Johanniskraut mag besser als viele andere Heilpflanzen untersucht sein, kann jedoch immer noch bislang nicht genügend erforschte oder sogar noch gänzlich unbekannte Wirkstoffe enthalten. Durch einen Synergie-Effekt von sich gegenseitig ergänzenden, unterstützenden und verstärkenden Einzelsubstanzen greift Johanniskraut sanft regulierend in ein gestörtes biochemisches Gleichgewicht ein, fördert das reibungslose Zusammenspiel zwischen Gehirnstoffwechsel, Nervensystem und Hormonsekretion und hat sogar Einfluss auf den gesamten Stoffwechsel sowie das Herz-Kreislauf-System. Hinzu kommt natürlich noch das weitere große Anwendungsspektrum der Wundbehandlung und Hautpflege mit dem aus Johanniskraut gewonnenen Rotöl.

In den folgenden Kapiteln werden wir uns mit diesen vielfältigen und ganzheitlichen Wirkungen von Johanniskraut als innerer und äußerer Balsam genauer beschäftigen.

Johanniskraut, das Seelenlicht

Johanniskrautblüten vertreiben
fürchterliche melancholische Gedanken.
(alte Volksweisheit)

Wir haben bereits in Kapitel 2 erfahren, dass Paracelsus seine Lieblingspflanze Johanniskraut schon in der ersten Hälfte des 16. Jahrhunderts als Mittel gegen sogenannte „Phantasmata" erkannte und damit in modernen Worten als Antidepressivum entdeckte. Die von ihm als selten gerühmte Eigenschaft einer Heilpflanze als „Psychokraut" trat in der Folgezeit allerdings erst einmal in den Hintergrund. Sehr viel häufiger wurde nun die äußerliche Verwendung von Johanniskraut als Wundmittel und seine entgiftende und harntreibende sowie menstruationsfördernde Wirkung genutzt. Irgendwann wurde es dann als „Altweibermedizin" deklassiert und verschwand durch das Symptom einer aufgeklärten Fortschrittsgläubigkeit fast zwei Jahrhunderte lang weitgehend in der Versenkung. Erst noch ein wenig zaghaft im 19. Jahrhundert, vor allem aber etwa ab der Mitte des 20. Jahrhunderts hat es mit den beiden Ärzten Justinus Kerner und Karl Daniel zwei Pioniere gegeben, deren Interesse dem „Psychokraut" als Nervenheilmittel und pflanzliches Antidepressivum galt.

Der Arzt und Dichter Justinus Kerner (1786-1862), der im württembergischen Weinsberg auch seelisch und geistig Kranke betreute, verwendete Johanniskraut im Rahmen seiner psychiatrischen Tätigkeit. Als Autor bekannt geworden ist er durch seinen 1829 erschienenen Roman *Die Seherin von Prevorst*, dessen Titelgestalt (Friederike Hauffe) er zur Pflege und Beobachtung bei sich aufgenommen hatte.

Grundlage für Kerners Arbeit war die auf Hippokrates und Galenus zurückgehende Humoralpathologie oder „Säftelehre", der zufolge sich alle Krankheiten aus einer fehlerhaften Zusammensetzung des Blutes und der Körpersäfte erklären. Seine Verwendung von Johanniskraut bei seelisch-geistigen Störungen könnte möglicherweise auf der Beobachtung beruhen, dass der beim Zerreiben der Blüten austretende blutrote Saft für eine Reinigung des melancholischen, nach alter Auffassung mit zu viel „schwarzer Galle" durchmischten Blutes geeignet sei.

Der Hypericum-Pionier Karl Daniel

Etwa hundert Jahre nach Justinus Kerner wurde die Wirksamkeit von Hypericum-Gaben bei Depressionen und vielfältigen anderen, vorwiegend psychosomatischen Beschwerden systematisch von Karl Daniel, einem Münchner Facharzt für Neurologie und Psychiatrie, erforscht. Ihm dürfte in erster Linie die Wiederentdeckung und Renaissance dieser Ausnahmepflanze zu verdanken sein.

Nach breit angelegten Laborversuchen erprobte Daniel zwischen 1939 und 1954 an 2000 Patienten in Klinik und Praxis eine standardisierte Hypericin-Lösung. Als Grundlage für seine Arbeit stützte Daniel sich auf die Beobachtung, dass Hypericin ebenso wie das körpereigene Hämatoporphyrin eine fotodynamische Wirkung hatte. Mit Hämatoporphyrin, einem Abbauprodukt des Hämoglobins, waren bereits günstige klinische Erfahrungen gemacht worden, zum Beispiel bei traumatisch bedingten Depressionen nach Gehirnerschütterung. Durch die fotodynamische Wirkung erhöhte sich die Hormonausschüttung der Hypophyse, wodurch sich wiederum die Stimmungslage der Patienten hob – was beide Stoffe für eine Behandlung von depressiven Zuständen empfahl.

Die antidepressive Wirksamkeit von Johanniskraut war zwar schon seit Jahrhunderten bekannt, doch die moderne Therapie mit diesem pflanzlichen Antidepressivum wurde erst durch die Arbeiten von Daniel begründet.

Zu den Anwendungsbereichen, die Daniel mit Johanniskraut/Hypericin behandelte, gehörten: leichte bis mittelschwere endogene Depressionen (mit und ohne Suizidgefahr); exogene Depressionen; depressive Entwicklungsstörungen bei Jugendlichen; Depressionszustände im Klimakterium; Störungen der Drüsensekretion, Menstruationsstörungen, Migräne, Anämie, vegetative Dystonie etc.; Rekonvaleszenzzustände nach schweren inneren Erkrankungen und Operationen. Bei allen untersuchten Gruppen stellte er eine deutliche Besserung der Symptome bei mindestens 68 % der Patienten fest, bei manchen Gruppen sogar über 90 %. Ihm ist die systematische Erforschung des therapeutischen Wirkungsprofils und die weitgehende Aufklärung der Wirkungsweise von Hypericin zu verdanken, auch wenn damit die Frage nach dem eigentlichen „Angriffspunkt" des Komplexmittels Hypericum für die Wissenschaft noch nicht restlos geklärt war.

Bis in die 1980er-Jahre wurde nach Daniels Vorbild die Wirksamkeit von Johanniskraut, das vor allem bei leichten Formen von Depression, Schlaflosigkeit, Wetterfühligkeit und unerklärlichen Angstzuständen verordnet wurde, allein aufgrund der ärztlichen Beobachtung an Patienten beurteilt. Erst dann wurden auch psychometrische und psychologische Messverfahren zur Feststellung der Therapieerfolge eingesetzt. Inzwischen gibt es mehrere Dutzend kontrollierte Patientenstudien mit verschiedenen Hypericum-Präparaten.

Aus der Praxis eines Seelenarztes

Eine 48-jährige Patientin, mit der Doppelbelastung der Arbeit als Sekretärin und Hausfrau, litt seit etwa anderthalb Jahren zunehmend unter „Kreislaufbeschwerden" und Schwindelgefühl und glaubte daher an einen drohend bevorstehenden Herzinfarkt. Sie war sehr unruhig, litt unter Schlafstörungen, war besonders morgens ausgesprochen depressiv und litt unter starken Angstvorstellungen. Durch zunehmende Unsicherheitsgefühle war auch ein deutlicher Leistungsrückgang festzustellen.

Bei der Untersuchung ergaben sich keine organischen Befunde. Zur Herzstärkung bekam die Patientin jedoch Weißdorn und gegen ihre Schlafstörungen Passiflora verordnet. Da ihre Depressionen ohne Zweifel funktionell waren und möglicherweise mit dem Beginn der Wechseljahre zusammenhingen, wurde zur Regulierung der neurohormonellen Sekretion und allgemeinen Stimmungsaufhellung auch Johanniskraut gegeben; die Dosis betrug 2-mal täglich vor den Mahlzeiten 7 Tropfen „Hyperforat"*, schrittweise auf jeweils 20 Tropfen gesteigert. Parallel dazu wurden auch die allgemeinen Lebens- und Ernährungsgewohnheiten neu überdacht und verbessert.

Nach etwa drei Wochen begann sich eine deutliche Besserung sämtlicher Beschwerden abzuzeichnen, und gleichzeitig nahm die Gesamtaktivität wieder zu. Nach einer insgesamt zweimonatigen Behandlungszeit nahm die Patientin als Erhaltungsdosis weiterhin 2-mal täglich 5 Tropfen „Hyperforat"; sie wirkte nun wieder völlig ausgeglichen.

Die biologische Basis seelischer Erfahrung

Wir begeben uns hier in den Bereich der Psychosomatik. Das bedeutet etwas vereinfacht ausgedrückt, dass Symptome ihren Ursprung in der Seele *(Psyche)* haben und sich

---

* Hyperforat ist bis heute in unterschiedlichen Darreichungsformen im Handel.

über den Körper *(Soma)* äußern. Es ist hier nicht einfach nur die Schnittstelle zwischen Körper und Geist gemeint. Psychische und somatische Beschwerden sind eng, ja untrennbar miteinander verbunden, und wir alle funktionieren auf eine psychosomatische Art und Weise. Aufgrund von komplexen Wechselwirkungen, die zwischen Körper und Seele, Verstand und Denken, Fühlen und Emotionen bestehen, können wir von einem regelrechten psychosomatischen Organismus sprechen. Dieses ohnehin ausgesprochen sensible Gleichgewicht gerät unter stärkerer Belastung oder unter Stress leicht ins Wanken, wodurch sich psychische und körperliche Beschwerden gegenseitig immer mehr verstärken können. Das trifft in besonderem Maße auch auf das Wechselspiel zwischen vegetativen Störungen und depressiven Symptomen zu, wobei das daran beteiligte „Bermudadreieck" von Gehirnstoffwechsel, Nervensystem und endokrinem Drüsensystem eine entscheidende Rolle spielt.

Daniels frühe Entdeckungen

Was hatte Daniel denn nun eigentlich entdeckt? Man konnte nicht davon ausgehen, dass bei Depressionen lediglich eine Störung im Gehirnstoffwechsel vorlag, sondern auch noch andere Körperfunktionen beeinträchtigt waren. Tatsächlich weist das sogenannte „depressive Syndrom" nicht nur psychische Symptome auf, wie die sprichwörtliche depressive Verstimmung, sondern auch psychomotorische Veränderungen in Form einer Bewegungshemmung oder Agitiertheit sowie die eigentlichen psychosomatischen Symptome mit einer Vielzahl von vegetativen Störungen besonders im Bereich des Kopfes und des Magens, der Atmung und der Herztätigkeit.

Im Einzelnen stellte Daniel nach der Gabe von Hypericin beziehungsweise Hypericum-Gesamtextrakt die folgenden Wirkungen fest:

- Durch die Wirkung auf die Zellatmung und das Redoxsystem kommt es zu einer Aktivierung des Zellstoffwechsels und Stimulierung des gesamten Energiehaushaltes, wodurch die allgemeinen Abwehrkräfte der Depressiven gestärkt werden.

- Auf dem Weg über die Sensibilisierung der Haut wird die Harmonisierung verschiedener vegetativ-hormoneller Funktionsstörungen unterstützt.

- Durch die Wirkung auf Bereiche im Mittel- und Zwischenhirn, insbesondere auf die Hypophyse, wird das gesamte innersekretorische Drüsensystem und damit der Hormonhaushalt reguliert, was Johanniskraut als Mittel für die Behandlung von Menstruationsstörungen und depressiven Begleiterscheinungen der Wechseljahre empfiehlt.

- Durch die Wirkung auf die Drüsensekretion verringern sich außerdem die bei Depressionen auftretenden unphysiologischen Schweißausbrüche, der reduzierte Speichelfluss und die Neigung zu Verstopfung. Der Stoffwechsel wird gefördert, der Appetit angeregt.

- Es ist eine Senkung des Kalzium- und des Blutzuckerspiegels festzustellen, während sich der bei Depressiven gewöhnlich sehr niedrige Blutkaliumspiegel erhöht.

- Aufgrund der Kapillarwirkung verbessert sich die Hautdurchblutung.

Neuere biochemische Forschungen über den Gehirnstoffwechsel

*Das Gehirn als Superkommunikationszentrale
macht seine ganze Arbeit, ohne dass wir
auch nur darüber nachdenken müssten.*
(Alan Watts)

Die Zahl depressiver Erkrankungen hat deutlich zugenommen, dasselbe gilt auch für das Interesse an der Wirkungsweise von sogenannten *Psychopharmaka*. Damit gehen vermehrte Forschungen über das Zusammenspiel von Gehirnstoffwechsel, Nerven- und Hormonsystem einher.

Die Nervenzellen sind durch ein dichtes Netz miteinander verbunden und kommunizieren über elektrische Signale und Botenstoffe, die sogenannten *Neurotransmitter*, die den Reiz zwischen den Nervenenden oder Synapsen übertragen. Als eine mögliche Erklärung für die inzwischen im Gehirn nachweisbare Depression gilt eine Stoffwechselstörung in den Nervenzellen, die man auch als „Kommunikationsstörung" im Zentralnervensystem bezeichnen könnte: Durch ein gestörtes Gleichgewicht zwischen verschiedenen Botenstoffen, ein angenommenes Defizit der biogenen Amine Serotonin und Dopamin, kommt es zu einer mangelhaften Impulsübertragung zwischen den Synapsen. Die Einnahme von standardisiertem Johanniskraut-Extrakt erhöht durch eine Wiederaufnahmehemmung der Neurotransmitter Serotonin und Noradrenalin deren Konzentration an den Synapsen. Die geringe bis mittlere Wiederaufnahmehemmung von Serotonin und Noradrenalin entspricht den bekannten Wirkmechanismen von synthetischen Antidepressiva.

Auch Dopamin steigt durch die Einnahme an, was in dieser Form kein anderes Antidepressivum zu leisten vermag.

Das „Glückshormon" Serotonin

Als ein Botenstoff, der für die depressive Stimmungslage mitverantwortlich sein soll, gilt das Gewebshormon Serotonin. Es fließt zwischen den Synapsen hin und her, wobei es normalerweise immer in einer gewissen Menge vorhanden ist. Bei Depressiven ist dieser Botenstoff jedoch nur noch in sehr geringer Konzentration messbar. Das hat zweifellos nachteilige Auswirkungen, denn Serotonin wird als eine Art „Glückshormon" angesehen, das schmerzlindernde körpereigene Substanzen freisetzt und auch das Ein- und Durchschlafen fördert.

Nicht nur herkömmliche Antidepressiva, sondern glücklicherweise auch das milde und nebenwirkungsarme Johanniskraut blockieren offenbar die Nervenrezeptoren für die Aufnahme von Serotonin am Eintrittspunkt in die Nervenzellen, wodurch sich dessen Konzentration zwischen den Synapsen wieder erhöht.

Gleichzeitig wirkt Johanniskraut auch hemmend auf das Enzym Monoaminoxydase (MAO), das seinerseits die Aktivität bestimmter Botenstoffe wie Serotonin hemmt, wenn ihm kein Eintritt in die Nervenzellen geboten wird. Durch MAO-Hemmer kommt es in den Synapsen wieder zu einer vermehrten Konzentration an biogenen Aminen und eine bessere Impulsübertragung. Gleichzeitig erhöht sich die Ausschüttung von sogenannten Metaboliten, den Stoffwechselprodukten anderer Neurotransmitter. Beispielsweise ist der Anstieg von Metaboliten des Botenstoffs Noradrenalin im Harn ein antidepressives Wirkungszeichen, wie es auch nach der Gabe von Johanniskraut auftritt. Für diesen Abbau und eine gleichzeitig antriebssteigernde Wirkung werden neben Hypericin auch die Flavone und Flavonoide verantwortlich gemacht, die außerdem antiviral und als Antioxidantien wirken.

Das „Antistresshormon" Dopamin

Auch der Botenstoff Dopamin gilt als „Glückshormon", doch seine Bedeutung wird hauptsächlich im Bereich der Antriebssteigerung und Motivation vermutet. Es gilt als Vorstufe der Hormone Adrenalin und Noradrenalin und soll eine eher hemmende Wirkung auf Nervensignale haben, wodurch auch weniger „Stresshormone" entstehen. Dopamin wirkt daher einer nervlichen Übererregbarkeit entgegen und fördert damit ein größeres seelisches Gleichgewicht. Dieser Prozess wird durch Johanniskraut unterstützt, denn es wirkt dabei mit, dass Dopamin erhalten bleibt und nicht in Noradrenalin umgewandelt wird. Außer einer beruhigenden Wirkung auf die Rezeptoren der Nerven und Sinnesorgane soll damit auch die Linderung von Menstruationsstörungen, von Beschwerden der Wechseljahre und migräneartigen Kopfschmerzen in Zusammenhang stehen.

Das „Lichthormon" Melatonin

Durch den Einfluss von Hypericin auf die Zirbeldrüse (Epiphyse) wird unter anderem auch die Ausschüttung des Hormons Melatonin reguliert, das in enger Verbindung zu Serotonin steht. Durch die damit einhergehende Erhöhung der nächtlichen Melatonin-Sekretion unterstützt Johanniskraut nicht nur einen harmonisch ausgeglichenen Tag-/Nacht-Rhythmus und erleichtert damit das Einschlafen, sondern daraus erklärt sich auch die vor allem durch Lichtmangel verursachte typische „Winterdepression" *(siehe Kapitel 7, „Das traurige SAD-Syndrom").*

So wirken Antidepressiva

Der Wirkungsansatz von chemischen Antidepressiva beruht auf der medizinischen Annahme, dass depressive Zustände durch ein gestörtes biochemisches Gleichgewicht hervorgerufen werden. Dadurch kann das Gehirn zumindest manche seiner vielfältigen Funktionen nicht mehr optimal erfüllen, was Auswirkungen auf Körper, Geist und Seele hat.

Die unzähligen Gehirnzellen, die in jeder Sekunde ebenso unzählige Botschaften aussenden und empfangen, bedienen sich dazu als Boten sogenannter Neurotransmitter. Sowohl ein Mangel als auch ein Übermaß an bestimmten Botenstoffen kann die harmonische Kommunikation und Funktionsweise von Gehirn und Nervensystem und damit das gesamte Wohlbefinden zum Teil erheblich stören. Antidepressive Arzneimittel haben die Aufgabe, dieses empfindliche Gleichgewicht auf möglichst natürliche Weise wiederherzustellen.

Auf der Grundlage der bisherigen Forschungen sollte ein Antidepressivum die folgenden Wirkungsansätze haben:

· die Wiederaufnahme des Botenstoffs Serotonin in die Nervenzellen zu hemmen und dadurch die Konzentration dieses stimmungsaufhellenden Hormons in den Synapsen zwischen den Nervenzellen zu erhöhen

· die Entstehung des Enzyms MAO zu hemmen, wodurch sich indirekt die Zunahme von Serotonin zwischen den Synapsen ebenfalls erhöht

· den Abbau des Botenstoffs Dopamin zu hemmen, so dass dieser nicht in Stresshormone umgewandelt wird, die wiederum durch Zellen des Immunsystems und weiße Blutkörperchen ausgeschüttet werden.

Es ist naheliegend, dass es kaum eine bessere Lösung gibt, als wenn ein einziges Mittel anstelle eines ganzen Pillenschrankes diese Anforderungen erfüllen kann. Das ideale Antidepressivum sollte einerseits zwar beruhigen, aber nicht dämpfen oder gar sedieren, gleichzeitig aber auch eine antriebssteigernde Wirkung haben, oder anders ausgedrückt: möglichst depressionslösend *und* stimmungsaufhellend wirken. Außerdem sollte dieses Mittel natürlich auch gut verträglich und möglichst frei von Nebenwirkungen sein. Das Mittel der Wahl könnte hier in vielen Fällen tatsächlich Johanniskraut sein, das sogar noch ein breiteres Wirkungsspektrum hat, da es zusätzlich eine besondere Eignung als Frauenheilmittel aufweist.

So wirkt Johanniskraut

Die fotodynamisch-aktivierenden Eigenschaften von Johanniskraut haben einen ausgeprägt nervenwirksamen Einfluss auf das Mittel- und Zwischenhirn, deren gestörte Funktion an der Entstehung von Depressionen mitbeteiligt ist. Durch den unglaublichen Vorzug, „wie Baldrian und Kaffee zugleich" zu wirken, ist diese psychotrope Heilpflanze kein Tranquilizer, sondern ein „Phyto-Antidepressivum" (R. F. Weiss) mit deutlich stimmungsaufhellender Wirkung. Als solches fördert es zwar eine gewisse Abschirmung gegenüber Reizüberflutung und wirkt dadurch nervenberuhigend, doch durch eine Stärkung der Nerven gleichzeitig auch tonisierend und allgemein stimulierend, ja sogar leicht euphorisierend.

Im Zusammenhang mit der Wirkung von Johanniskraut kann immer von einer akuten Entspannung gesprochen werden: Teilweise, so wie bei nervöser Unruhe und Agitiertheit, hat es eine beruhigende Wirkung, während es bei mangelnder Motivation und eher apathischen Zuständen ausgesprochen antriebssteigernd wirkt. In allen Fällen hat es jedoch einen ausgleichenden und stimmungshebenden Einfluss.

Die Beschleunigung biologischer Vorgänge, beispielsweise der Zellatmung (Redoxsystem), äußert sich antidepressiv als Steigerung des inneren Antriebs und regulierend durch eine Stabilisierung der nervlichen und psychischen Impulse. Dadurch fühlt man sich nicht nur stärker gefeit gegenüber mit Stress verbundenen Situationen, körperlichen Belastungen und geistigen Überforderungen, sondern man ist ihnen auch tatsächlich besser gewachsen.

Durch die Licht- und Farbstoffe im Johanniskraut wird eine reizmildernde und sekretionsanregende Wirkung unterstützt, was einen tiefgreifenden Einfluss auf das Nerven- und Hormonsystem hat. Zusätzlich wird die Zirbeldrüse aktiviert und damit die Melatonin-Ausschüttung erhöht, deren Regulierung wichtig für unseren biologischen Rhythmus, für den Schlaf und für die Sexualität ist. Mit der Wirkung auf den Botenstoff Dopamin, womit gleichzeitig das für die Milchbildung wichtige, aber ansonsten weniger förderliche Hormon Prolaktin gehemmt wird, ist auch ein günstiger Einfluss auf den Menstruationszyklus und das sexuelle Empfinden verbunden.

Die regulierende Wirkung von Johanniskraut auf das Nervensystem zeigt sich natürlich auch in einer deutlichen Verbesserung des Allgemeinbefindens. Durch die Stabilisierung des Nervenkostüms klingen die vegetativ bedingten körperlichen Störungen ab, was umgekehrt über mehr Ausgeglichenheit und Entspanntheit auch zu einer stärkeren geistig-seelischen Offenheit führt. Von einem „Teufelskreis" kann hier aber keineswegs die Rede sein, vielmehr liegt hier eine ungemein fruchtbare Wechselwirkung vor.

Johanniskraut ist als Heilpflanze rehabilitiert

In den 1980er- und 1990er-Jahren wurden zahlreiche randomisierte kontrollierte Doppelblindstudien durchgeführt, die das Ziel hatten, die Wirksamkeit und die Verträglichkeit von Johanniskraut-Gesamtextrakt zu prüfen. Als Vergleichsmittel wurden sowohl herkömmliche synthetische Antidepressiva als auch Placebos verwendet. Der Versuch erstreckte sich über einen Zeitraum von sechs Wochen. Gegenüber dem Placebo zeigte Johanniskraut eine klare Überlegenheit, gegenüber dem Antidepressivum eine in etwa gleiche Wirksamkeit. Das Präparat stellte bei leichten bis mittelschweren Depressionen eine antidepressive Wirksamkeit unter Beweis, die durchaus mit derjenigen von synthetischen Substanzen vergleichbar ist und auf die einzelnen Symptome eine sehr ähnliche Wirkung hat. Nur in vielen schweren Fällen von echter endogener Depression ist bisher noch keine ausreichende Wirksamkeit von Johanniskraut belegt.

Von der Wissenschaft wurden die Wirkungen dieses wohl einzigartigen pflanzlichen Antidepressivums lange angezweifelt. Inzwischen kann Johanniskraut zu Recht als das am besten erforschte und am meisten benutzte pflanzliche Antidepressivum überhaupt bezeichnet werden. Selbst heute wird zumeist jedoch nur von einer Wirksamkeit bei leichteren Depressionen ausgegangen. Eine vor einigen Jahren veröffentlichte Studie der Berliner Charité deutet aber darauf hin, dass Johanniskraut auch bei mittelschweren und bisweilen sogar bei schweren Depressionen eine ähnlich gute Wirkung zeigt wie trizyklische Antidepressiva oder selektive Serotonin-Wiederaufnahmehemmer (SSRI) – allerdings mit einem entscheidenden Unterschied!

Da der wissenschaftliche Nachweis einer antidepressiven Wirkung von Johanniskraut zweifelsfrei erbracht werden konnte, stellte sich zwangsläufig auch die Frage nach möglichen Nebenwirkungen. Johanniskraut ist im Allgemeinen gut verträglich, es kommt auch nur äußerst selten zu einem Abbruch der Therapie. Trotz seiner therapeutischen Wirksamkeit treten Nebenwirkungen nur selten oder geringfügig auf. Darin besteht ein auffälliger Unterschied zu synthetischen Antidepressiva und Psychopharmaka, bei denen es wesentlich häufiger zu Kopfschmerzen, Schwindel oder Magenschmerzen kommt und von denen manche sogar ein mögliches Suchtpotential besitzen. Außerdem beeinträchtigt Johanniskraut nicht die Konzentrationsfähigkeit bei der Arbeit oder das Reaktionsvermögen beim Autofahren. Selbst bei der immer wieder ins Gespräch gebrachten Fotosensibilisierung scheint es sich um eine eher theoretische Hypothese zu handeln, jedenfalls wurde bei keiner bekannten Studie eine fototoxische Schädigung von Patienten genannt.

In neuerer Zeit wurden dagegen Wechselwirkungen mit anderen Medikamenten zur Diskussion gestellt. Diese sollen auf einer enzyminduzierenden Wirkung von Johanniskraut beruhen, was in Einzelfällen zu einer klinisch relevanten Abschwächung in der Wirkung anderer Arzneimittel führen kann. Dieser Punkt ist besonders wichtig bei der Behandlung älterer Menschen, die oft mehrere Arzneimittel dauerhaft einnehmen müssen. Selbst bei niedrig dosiertem und frei verkäuflichem Johanniskraut sollte diese Möglichkeit mit dem Arzt vor einer Einnahme abgeklärt werden.

(Zu Neben- und Wechselwirkungen siehe auch den Überblick am Ende des folgenden Kapitels 6.)

Übrigens kann Johanniskraut auch in Form von Öl zur äußeren Wundbehandlung als rehabilitiert angesehen werden. Dies geht vor allem auf die Typisierung und Charakterisierung von Hyperforin zurück, eine Verbindung mit einer sehr starken antibiotischen Qualität, die wissenschaftlich nachgewiesen werden konnte. Es wurde in der traditionellen Erfahrungsheilkunde also nicht zu Unrecht hochgeschätzt.

Pflanzliche Heilmittel gewinnen verstärkt an Bedeutung zurück

Immer mehr Menschen suchen heute vorrangig nach natürlichen Heilmitteln, was vor allem mit dem Wunsch zu tun hat, die zu Recht gefürchteten Nebenwirkungen von Medikamenten zu vermeiden. Auch Schulmediziner (Allgemeinärzte ebenso wie Neurologen und Psychiater) sehen sich durch die Wünsche ihrer Patienten zunehmend dazu veranlasst, über die Anwendungsmöglichkeiten von pflanzlichen Heilmitteln zumindest nachzudenken und sie immer häufiger zu verschreiben gegen leichtere psychische Beschwerden, wie Schlafstörungen oder depressive Verstimmungszustände. Diese Symptome haben durch die vielfältiger werdenden Belastungen in unserer Zeit deutlich zugenommen – und gleichzeitig damit auch die Angst der Betroffenen vor den unerwünschten Nebenwirkungen der üblichen Tranquilizer und Psychopharmaka, wozu Kopfschmerzen, Gleichgewichtsstörungen, Herzrhythmusstörungen, Magenschmerzen und Krämpfe, Übelkeit und Erbrechen gehören können.

Seit etwa Anfang der 90er-Jahre ist eine „dramatische Zunahme des Verbrauchs an Phytopharmaka" zu beobachten, denn immer häufiger verlangen die Patienten selbst beispielsweise die Verschreibung von Baldrian-Präparaten gegen Schlafstörungen oder von Johanniskraut-Präparaten gegen depressive Verstimmung. Beliebt sind auch entsprechend aufeinander abgestimmte Kombinationspräparate mit anderen pflanzlichen Heilmitteln. Das heißt im Klartext: Auch ohne endgültigen wissenschaftlichen Segen haben die Verbraucher selbst durch rege Nachfrage und ihr Kaufverhalten gewissermaßen die Entscheidung vorweggenommen, ob bei psychischen Störungen pflanzliche Arzneimittel überhaupt wirksam anzuwenden sein könnten. Hier hat sich die alte Erfahrungsheilkunde durchsetzen können, auch wenn Details über das „Wie" und „Warum" einer solchen Wirksamkeit von der Wissenschaft noch zu erforschen sind.

Leider gibt es hier allerdings auch die Kehrseite, dass aufgrund von Nachweisen der Wirksamkeit plötzlich auch unvermutete Neben- oder Wechselwirkungen publik gemacht wurden und auf diese Weise gerade in den letzten Jahren immer mehr Heilpflanzen entweder ganz vom Markt genommen werden mussten oder zumindest verschreibungspflichtig geworden sind.

• 6 •
Die vielen Gesichter der „Zeitkrankheit" Depression

Neben Allergien und Krebs kann man die Depression zu Recht als eine „Zeitkrankheit" bezeichnen: Einerseits nehmen die depressiven Störungen immer weiter zu, andererseits aber auch die Erforschung der Ursachen, das Interesse an möglichst natürlichen Heilmitteln sowie weiterer erfolgversprechender Therapieansätze. Als Zeichen der Zeit könnte auch gesehen werden, dass die Dinge heute, ohne falsche Scham, viel eher beim Namen genannt, weniger unterschätzt und ernster genommen werden. Trotzdem dürfte die „Dunkelziffer" bei der Feststellung psychischer Erkrankungen vermutlich nach wie vor recht hoch sein und die Depression gehört immer noch zu den oft nicht erkannten, bisweilen unterschätzten und daher auch unbehandelten Erkrankungen.

Noch gegen Ende des letzten Jahrhunderts stufte die Weltgesundheitsorganisation (WHO) eine Zahl von 3 bis 5 % der Weltbevölkerung als davon betroffen ein. Diese Zahl hat sich mittlerweile drastisch erhöht, nach Schätzungen leidet heute schon jeder Zehnte mehr oder weniger unter einer Depression. Dies ergab sich zumindest aus einer Befragung von Patienten in Arztpraxen, die zumeist aus anderen Gründen einen Arzt konsultierten. Zu mehr als zwei Drittel sind Frauen davon betroffen. Und die Tendenz ist steigend: Depression ist auf dem besten Wege, zur Volkskrankheit Nummer Eins zu werden.

Was ist eine Depression?

Bei einer Depression handelt es sich nicht einfach nur um eine gelegentlich auftretende Verstimmung oder gar schlechte Laune, eine zeitweilige Resignation oder ein vorübergehendes Tief in der üblichen Berg-und-Tal-Bahn auf der Reise des Lebens. Nicht einmal bei der natürlichen Trauer nach einem schweren Verlust oder bei der körperlichen wie auch seelischen Erschöpfung nach längerer Krankheit muss bereits eine Depression vorliegen. Sie ist eine eigene, medizinisch feststellbare Erkrankung mit einer Vielzahl von mehr oder weniger eindeutigen Symptomen mit bestimmtem Krankheits- und Behandlungsverlauf. Eine neuere Fachveröffentlichung über die Wirkung von Hypericum und Hypericin führt nicht weniger als 36 verschiedene Krankheitsbilder von Depression über psychogene Symptome bis hin zu Schlafstörungen auf.

Einige der als typisch geltenden depressiven Symptome werden auch von ganz „normalen", also gesunden Menschen erlebt. Dazu gehören beispielsweise die nachlassende Spannkraft und Unlust bei der Arbeit, leichte Gereiztheit, ein Gefühl von innerer Leere, Müdigkeit am Tag oder Schlafstörungen in der Nacht. Hier gibt es fließende Übergänge, und die Frage, wann solche normalen Leistungs- und Stimmungsschwankungen von einfachen Durchhängern zu Krankheitszeichen einer Depression werden, lässt sich am ehesten mithilfe der Anzahl, der Intensität und der Dauer der auftretenden Symptome beantworten. In vielen Fällen liegt auch eine larvierte oder versteckte Depression vor, wobei körperliche Beschwerden und allgemeine Befindlichkeitsstörungen im Vordergrund stehen und die Betreffenden sich gar nicht dessen bewusst sind, unter einer Depression zu leiden, weil sie sich oft nicht einmal „deprimiert" fühlen.

Der gemeinsame Nenner bei vielen Fällen von Depression ist die Grunderfahrung, dass eine Situation zwar als belastend empfunden, aber anscheinend keine Möglichkeit gesehen wird, selbst irgendetwas daran ändern zu können. Man lässt sich von den Umständen buchstäblich niederdrücken („Depression" leitet sich von dem lateinischen Verb *deprimere* = „niederdrücken" ab), gerät „unter Druck" oder „unterdrückt" sogar selbst etwas – vielleicht eine gesunde Gegenwehr? Ohne eine solche kann eine niedergedrückte Stimmung, die einfach nur mit dem vagen Gefühl beginnt: „Das Leben macht doch überhaupt keinen Spaß mehr" oder: „Das hat doch alles keinen Sinn mehr", sich zu einer lebensbedrohlichen Krankheit auswachsen. Unerklärliche Angstzustände, Ruhelosigkeit oder Apathie, rasche Erschöpfung, mangelnde Motivation und Entscheidungsschwäche, Gefühle der eigenen Wertlosigkeit und Schuldvorwürfe sind nur einige der zahllosen Möglichkeiten primärer depressiver Symptome.

Die psychosomatische Körpersprache bei der vegetativen Depression

Zu den primären depressiven Symptomen, die sich psychisch äußern, kommen sekundäre somatische Beschwerden hinzu, so dass depressive Verstimmungszustände zusammen mit vegetativen Störungen eine Krankheitseinheit in Form der vegetativen Depression bilden. Die davon Betroffenen fühlen sich, nach eigener Aussage, einfach nicht wohl, haben oft diffuse Beschwerden, die lokal nicht begrenzt sind, sondern ständig wandern und auch starken tageszeitlichen Schwankungen unterliegen. Diese finden ihren Ausdruck durch die psychosomatische Körpersprache und zeigen sich besonders im Bereich des Kopfes und des Magens, der Atmung und der Herztätigkeit: Etwas schlägt uns auf den Magen oder bereitet uns

Kopfschmerzen, schnürt uns gar den Hals zu, legt sich uns wie eine Last auf das Herz. Ähnlich diffus ist auch unsere vage Befürchtung, es könnte ja „was Schlimmes" sein. Unser Denken (Gehirn) und Fühlen (Nervensystem) hat Einfluss auf unser körperliches Befinden. Wenn wir es nicht schaffen, Gedanken der Unruhe, der Sorge oder Angst abzustellen, lebt der Körper in einer Art von ständigem Ausnahmezustand und sendet quasi dauernd Notsignale mittels einer psychosomatischen Körpersprache aus.

Auch ohne organischen Befund sind diese Beschwerden keine Einbildung, sondern tatsächlich vorhanden: Die Betreffenden leiden beispielsweise unter Kopf- oder Magendruck, Appetitmangel, Verstopfung, unerklärlichen Rückenschmerzen, Schwindel und Herzrhythmusstörungen, extremer Wetterfühligkeit bis hin zur „Föhnkrankheit" und einer Vielzahl von weiteren Beschwerden. Schlaflosigkeit sowie Konzentrations- und Gedächtnisschwäche zählen zu den besonders häufig beobachteten Symptomen. Bei einer erfolgreichen Behandlung der depressiven Grunderkrankung verschwinden nach und nach auch sämtliche dadurch ausgelöste somatische Beschwerden.

Die Grundformen der Depression

Nach den als wahrscheinlich geltenden Ursachen für ihre Entstehung gibt es im Wesentlichen drei Grundformen der Depression: die somatogene, die endogene und die psychogene Depression.

Die somatogene Depression

Diese Form der Depression hat körperliche Ursachen und ist entweder hirnorganisch begründet, beispielsweise durch Trauma nach Gehirnerschütterung, durch Arteriosklerose oder Tumoren, oder symptomatisch, etwa als Folge von Infektionen oder Arzneimittelmissbrauch.

Die körperlich-organisch verursachte Depression wird auch den *exogenen*, das heißt, von außen kommenden Depressionen zugeordnet. Nach dem Erkennen der Ursache bestehen hierfür gute Therapiemöglichkeiten.

Die endogene Depression

Wie der Name schon sagt, kommt diese Form der Depression „aus dem Inneren", sie entspricht der klassischen Melancholie. Diese Form der Depression tritt verhältnismäßig selten auf. Sie hat zwar bisweilen einen äußeren Auslöser, aber keine eindeutige Ursache und ist in vielen Fällen erblich-genetisch bedingt. Häufig tritt sie erst spät, etwa nach dem 45. Lebensjahr auf und kann ein Symptom der sogenannten Involution, also der Rückbildung als Ausdruck des Alterungsprozesses sein. Bei Frauen steht sie oft in Verbindung mit den Wechseljahren.

Bei den endogenen Depressionen handelt es sich um unklare Mischformen verschiedenartiger Störungen, weshalb sie am schwersten therapierbar sind. Eine Ausnahme bildet dabei allerdings die *klimakterisch bedingte Depression*, die sich nicht nur als depressive Erlebnisreaktion auf die hormonelle Umstellung in den Wechseljahren äußern kann, sondern auch als endogene Ersterkrankung. Durch die enge Verbindung zwischen dem Zentralnervensystem und dem Hormonhaushalt bestehen hier gute Therapieaussichten – gerade auch mit dem sanften Frauenmittel Johanniskraut *(siehe auch Kapitel 7)*.

Die psychogene Depression

Diese Form der Depression hat seelische Ursachen und kommt am häufigsten vor. Sie ist meistens im subjektiven Erleben begründet und eine Reaktion auf bestimmte Ereignisse oder Situationen; sie kann jedoch auch durch die persönliche Lebensgeschichte bedingt sein. Durch den sie auslösenden Faktor von außen wird sie auch der exogenen Form der Depression zugeordnet. Eine klare Unterscheidung ist hier schwer zu treffen, die Psychologie versucht es jedoch mit den folgenden drei Unterteilungen:

· Die *neurotische Depression* wird mit einer gestörten Verarbeitung zumeist frühkindlicher Erlebnisse, vorwiegend in der Eltern-/Kind-Beziehung, erklärt. Sie äußert sich vor allem dann, wenn belastende Umweltbedingungen mit einer sogenannten neurotischen Persönlichkeitsstruktur zusammentreffen. An erster Stelle steht hier die seelisch-geistige Aufarbeitung des Erlebens, zum Beispiel in Form einer Gesprächstherapie, die zudem durch ausgleichend und beruhigend wirkende Phytopharmaka gut unterstützt werden kann.

· Die *reaktive Depression* wird durch ein schmerzliches äußeres Geschehen, wie eine Trennung oder Verlusterfahrung, ausgelöst. Als depressive Erlebnisreaktion auf die „hormonelle Krise" in den Wechseljahren und die damit verbundenen Ausfallerscheinungen gelten auch Formen der klimakterischen Depression, die sehr gut auf eine Therapie mit Johanniskraut ansprechen.

· Die *Erschöpfungsdepression* ist Ausdruck einer gefühlsmäßigen oder allgemein kräftezehrenden Dauerbelastung, wie langjährige persönliche Konflikte oder ständige berufliche Überlastung. Das ist die Situation, wenn „Stress" nicht mehr aktiv erlebt, sondern passiv erlitten wird: Im rechten Maß wirkt positiver Stress oder *Eustress* geradezu euphorisierend, da er aktiv gestaltet und erlebt wird. Negativer Stress oder *Disstress*, der passiv erlitten wird, schafft jedoch eine *Dis*harmonie zwischen Mensch und Umwelt, zwischen Seele und Körper. Diese Symptomatik verläuft oft langsam im Rahmen einer allgemein depressiven Entwicklung, umfasst aber auch das akute „Burnout-Syndrom" oder die Folgen einer seelischen Reizüberflutung. Ihre Therapie muss meistens von einer tiefgreifenden Veränderung der Lebensgewohnheiten begleitet sein, um Früchte zu tragen.

Die Erschöpfungsdepression ist eine weit verbreitete Zeiterscheinung, oft mit durchlässigen Grenzen zum Burnout. „Ich bin im Stress" sagt sich ganz leicht daher und beim Burnout scheint es sich nicht nur um eine Zeit-, sondern fast schon um eine Modekrankheit zu handeln. Diese Symptome, als Spitze des Eisbergs, sind wirklich ernst zu nehmen – jedenfalls ernster, als dies bisher im allgemeinen Bewusstsein der Fall zu sein scheint. Daher soll dieser Themenkomplex im Folgenden etwas genauer betrachtet werden.

Depression als Reaktion auf Stress

Nicht vor dem einfachen,
sondern vor dem vielfachen Leben
warnen uns die Weisen.
Es führt nicht zur Sammlung,
sondern zur Zersplitterung:
Es zerstört die Seele.
(Anne Morrow Lindbergh)

Schon die wenig blumigen Umschreibungen, welche die klinische Psychologie für die Symptome von sogenannten Situationsneurosen gefunden hat, die sich zur Erschöpfungsdepression entwickeln können, lassen nichts Gutes ahnen: Wir haben die Wahl zwischen „Reizüberflutungssyndrom" und „Burnout-Syndrom". Wenn wir es nicht von uns selbst oder aus unserer nächsten Umgebung kennen, so werden wir spätestens dann damit konfrontiert, wenn wir einmal frühmorgens in der Großstadt in öffentlichen Verkehrsmitteln unterwegs sind oder nach Feierabend im Stau stecken und in die Gesichter der Menschen schauen. Es handelt sich keineswegs nur um ein Einzelphänomen, sondern um eine typische Zeiterscheinung, bei der sich der zunehmende Druck von außen ein Ventil nach innen schafft, um den Druck abzulassen: Tendenz steigend.

Neurologisch gesehen, wird hierbei eine Störung beziehungsweise eine gestörte Verarbeitung im Bereich des Zwischenhirns (Hypothalamus) aufgrund von belastenden und krank machenden Umwelteinflüssen vermutet. Eine immer mächtiger werdende äußere Überforderung stößt an die Grenzen der inneren seelisch-geistigen Belastbarkeit. Dabei sind „innen" und „außen" in vielen Fällen hier nicht einmal klar voneinander zu trennen, denn das Leiden unter einem Übermaß an Stress ist oft auf eine selbstgeschaffene Hektik zurückzuführen; deren Mechanismus ist nicht so einfach abzustellen, da er Ausdruck einer tiefen inneren Unruhe ist. Bisweilen sprechen wir hier auch von einer agitierten Depression.

Trotzdem gibt es dafür natürlich auch jede Menge an objektiven äußeren Ursachen und Einflüssen, wie zum Beispiel

· die allgemein zunehmende Belastung durch eine immer hektischer und vollgestopfter werdende „Zivilisation"

· Überforderung im Beruf

· häufig Doppelbelastung durch Beruf und Familie/Haushalt

· größerer Erwartungs- und Leistungsdruck

· stärkere Konkurrenzsituation

· größere Unfallgefährdung im Verkehr

und vieles mehr.

Überforderung durch Stress löst Angst aus

Die salopp klingende, häufig zwar gut gemeinte, aber noch häufiger ungern gehörte Aufforderung: „Mach dir doch nicht immer so 'nen Stress!" ist viel leichter gesagt als getan. Wer von uns wüsste das nicht aus eigener Erfahrung? Es gibt einfach Situationen, in denen gleich mehrere belastende Faktoren zusammenkommen, und diese scheinen unausweichlich zu sein. Das Gefühl, der

Stressbelastung auf Dauer nicht (mehr) gewachsen zu sein, kann zu massiven Erwartungs- und Versagensängsten führen.

Überhaupt steht hier das Symptom Angst stark im Vordergrund und kann von einer ängstlich-hypochondrischen Lebenseinstellung bis hin zu echten angstneurotischen Zuständen reichen. Allgemeine Existenzangst und die Angst vor Verarmung, die Angst vor schleichenden Schäden beispielsweise durch Nahrungs- und Umweltgifte, vor einer unheilbaren Krankheit, auch die Angst vor Isolation und Vereinsamung kann lebensbestimmend werden. Der wachsende innere Spannungszustand führt zu einer immer geringeren Belastbarkeit, nervöser Unruhe und gefühlsmäßiger Erschöpfung, was sich natürlich auch im zwischenmenschlichen Bereich bemerkbar macht. Auch körperliche Beschwerden, wie starke Wetterfühligkeit, Migräne oder nervöse Magen-Darm-Beschwerden, bleiben nicht aus und verstärken wiederum die psychischen Spannungszustände. Auf diese Weise muss die permanente seelische Reizüberflutung oder das „Burnout-Syndrom" als Dauerzustand unweigerlich zu einer depressiven Erschöpfung führen.

Depression als Begleitsymptom bei einem Burnout

Beim Burnout scheint es sich – ähnlich wie bei der Depression – fast um eine Art „Modekrankheit" unserer Zeit zu handeln, zudem gehen beide oft Hand in Hand. Da es sich um einen Symptomenkomplex handelt, wird meistens vom „Burnout-Syndrom" gesprochen. Der typische Entwicklungsverlauf geht von emotionaler Erschöpfung durch Stress über Distanzierung und Gleichgültigkeit bis hin zu Depression und Suizidgedanken vor dem totalen Zusammenbruch.

Das sprichwörtliche „Ausgebranntsein", dem oft eine auf die Spitze getriebene Selbstoptimierung im Sinne einer Selbstausbeutung vorangegangen ist, bezeichnet die totale körperliche und seelische Erschöpfung als Reaktion auf extreme Belastungssituationen vor allem im Beruf. Der Begriff, der bildhaft eine völlige seelische Verausgabung illustriert, erinnert an das Erlöschen einer Flamme oder an das Ausglimmen eines bis auf die letzte Glut ausgebrannten Holzscheites.

Das Burnout-Syndrom stellt eine den Menschen ganz und gar überwältigende Erschöpfung angesichts vollständig aufgebrauchter physischer und emotionaler Energieressourcen dar. Dem würde in etwa der klassische Begriff „Nervenzusammenbruch" entsprechen. Begleitet wird es vom tiefgreifenden Gefühl einer ineffektiven Antriebs- und Nutzlosigkeit und stark verminderter, bis auf den Nullpunkt gesunkener Leistungsfähigkeit. Sehr anschaulich ist in diesem Zusammenhang die früher verwendete Analogie zu der technologischen Materialermüdungs-Forschung, aus welcher der Begriff „Stress" erstmals auf die Psychologie übertragen wurde. Es muss allerdings darauf hingewiesen werden, dass hier ein Zusammenhang ist, ja ein komplexer Prozess der Wechselwirkungen zwischen den Anforderungen einer potentiell belastenden Situation und der darin agierenden Person. Es besteht ein Ungleichgewicht zwischen der äußeren objektiven Belastung, beispielsweise in der Arbeitswelt, und deren subjektiver Bewältigung.

Von einem Burnout betroffen sind vor allem Berufstätige, die oft große Verantwortung für andere Menschen tragen und sich dabei selbst in belastenden emotionalen Situationen befinden, zum Beispiel in Pflegeberufen, aber ebenso auch für die private Pflege von Angehörigen zu Hause Sorge tragen. Auch Menschen, die mit ständigen Konfliktsituationen oder drohenden Aggressionspotentialen in ihrer beruflichen Tätigkeit konfrontiert sind, zum Beispiel Polizisten oder Vollzugsbeamte, aber auch Lehrer, zählen zu den Risikogruppen. Schließlich – und nicht zuletzt – finden wir hier auch viele Opfer von Konkurrenzdruck und Mobbing in den Bürotürmen unserer Industrie- und Dienstleistungsgesellschaft. Der Burnout kann auch als fast schon „gesund" zu nennende Reaktion auf die strukturelle Gewalt in unserer Lebenswelt verstanden werden, auf die Körper und Seele nur mit einer von innen heraus erzwungenen totalen Verweigerung reagieren können.

Charakteristisch für nahezu alle Betroffenen ist das zunehmende Schwinden von zuvor existierenden Grenzen zwischen beruflicher oder privater Beanspruchung und möglichen Rückzugs- und Ruhezonen. Weitere Indikatoren dafür sind ursprünglich ehrenamtlich übernommene Tätigkeiten in der Freizeit, die permanente und fast zwanghaft gewordene berufliche Erreichbarkeit und Reaktionsbereitschaft im Privatbereich, die bis zum internetfähigen Mobiltelefon im Schlafzimmer reicht. Gerade Rückzugsmöglichkeiten, Ruhe und Entspannung brauchen Körper und Seele aber so dringend, um für neue Anforderungen und Belastungen aus eigenen Ressourcen neue Kräfte schöpfen zu können.

Wenn unter anhaltenden emotionalen Belastungssituationen diese Ruhe- und Rückzugsmöglichkeiten nicht geschaffen werden, reagiert der Körper mit einer übermäßig starken Ausschüttung der Hormone Adrenalin und Noradrenalin. Dadurch werden die zentrale und die kardiale Durchblutung erhöht, die Gefäße an der Körperperipherie ziehen sich zusammen, das Herz schlägt schneller und heftiger, die Muskeln werden stärker durchblutet. Das Stammhirn schaltet reflexartig auf die Alternativen „Fight-or-flight" als für den Menschen typische Ur-Reaktion auf Stress um, doch wenn diese beiden Möglichkeiten des Kampfes oder der Flucht praktisch nicht zur Verfügung stehen, treibt diese anhaltende Alarmreaktion des gesamten Organismus den Menschen langsam aber sicher in die körperliche und auch nervlichseelische Erschöpfung.

Der Biochemiker Hans Selye prägte den Begriff vom generalisierten Anpassungssyndrom auf stressbedingte Reaktionen des Körpers. Die typischen Stressreaktionen dieses Syndroms bestehen aus drei Phasen: der Alarmreaktion, der Widerstandsphase und der Erschöpfungsphase, die schlimmstenfalls bis zum völligen Burnout als einem gänzlich entgleisten Anpassungssyndrom führen kann. In seiner Schlussphase mündet dieser Symptomenkomplex körperlich in einem kompletten Aktivitätsverlust und seelisch in depressive Erschöpfung. Vorausgehende Anzeichen dafür können eine zunehmende körperliche Inaktivität, eine ungesunde einseitige Ernährung und auffälliger Nikotin-, Alkohol- und Arzneimittelkonsum als vergebliche Kompensationsversuche sein.

Aus dem Teufelskreis aussteigen

Diesem Teufelskreis muss man energisch Einhalt gebieten. Gerade die davon Betroffenen beteuern aber in der Regel, dafür „keine Zeit" zu haben. Dabei wäre es dringend notwendig, sich Zeit zu nehmen, um diese Belastungen und Überforderungen geistig-seelisch zu verarbeiten. Meistens sind die Betroffenen jedoch straff in ihren Arbeitsprozess, in berufliche und private Verpflichtungen regelrecht „eingespannt" oder zumindest glauben sie das. Selbst in ihrer Freizeit gönnen sie sich keine Muße zum Ausspannen, sondern versuchen oft sogar, durch den Konsum von Reizmitteln wie Kaffee, Alkohol und Nikotin einerseits und von Schlaf- und Beruhigungsmitteln andererseits, ein fragiles Gleichgewicht aufrechtzuerhalten, um nach außen hin „fit" zu bleiben.

Nach einem mehr oder minder totalen und oft ganz unvermittelt eintretenden Zusammenbruch finden Geist und Körper nur sehr langsam in langen Erholungsphasen wieder in ein Gleichgewicht, in ihre Mitte zurück. Nach neueren Erkenntnissen haben Menschen mit einem positiven, stabilen Selbstbild, denen es gelingt, auf ihre eigenen Ressourcen zurückzugreifen, gute Chancen dafür. Mithilfe der sogenannten *Salutogenese*, der Fähigkeit, die eigene Gesundheit fördernde und diese bewahrende Faktoren einzusetzen, und der Stärkung der inneren Widerstandsfähigkeit oder *Resilienz* kann dem Gefühl einer Überwältigung durch extreme emotionale Belastungen durch adäquate Anpassung wesentlich besser begegnet werden. Es geht also nicht darum, dass ein anderer Helfer/ Retter einen Ertrinkenden aus dem Fluss zieht, sondern dass man zu einem guten Schwimmer wird. In manchen Fällen dürfte allerdings eine psychotherapeutische Begleitung nicht nur hilfreich, sondern sogar notwendig sein.

Eine Behandlung mit Johanniskraut, eventuell durch andere synergetisch wirksame Phytopharmaka unterstützt, muss bei ausgeprägten Symptomen einer depressiven Erschöpfung immer auch von einer grundlegenden Veränderung der Lebensgewohnheiten begleitet sein. Dazu gehört: zumindest für eine Zeitlang der Verzicht auf Zivilisationsgifte und das Absetzen aller chemisch-synthetischen Medikamente, Entspannungsübungen und viel körperliche Bewegung an der frischen Luft. Alle bewussten Bemühungen müssen vorrangig auf spannungslösende, beruhigende und ausgleichende Maßnahmen gerichtet sein. Eine Reizüberflutung durch Faktoren wie Dauerstress und ständige Überlastung sollte so weit wie möglich vermieden werden.

Übrigens kann es auch schon ein kleines Wunder bewirken, wenn Sie sich in solchen belastenden Phasen möglichst regelmäßig die Zeit für eine Nackenmassage mit Johanniskrautöl nehmen. Mit ein paar Tropfen Lavendel- oder Teebaumöl vermischt, können Sie es auch sanft in Ihre Schläfen, Hals- und Nackenpartien einreiben. Durch den Effekt einer besseren Durchblutung und der damit verbundenen inneren *Ent*spannung können auch Ihre Abwehrkräfte gegenüber depressiven Anwandlungen gesteigert werden. Wenn Sie sich Ihr eigenes Johanniskrautöl ansetzen, so bereiten Sie es für diesen Verwendungszweck mit Schwarzkümmelöl zu *(siehe auch Kapitel 9)*.

Anti-Mobbing-Tee

Johanniskraut, Melissenblätter, Weißdornblätter und Eisenkraut zu gleichen Teilen mischen.

· Johanniskraut und Melisse wirken abschirmend vor Reizüberflutung im Gehirn und hemmend auf mögliche aggressive Impulse

Einnahmeempfehlungen für Johanniskraut

Im Allgemeinen hat Johanniskraut eine sanfte und auch langsam eintretende Nervenwirkung, die sich erst nach einigen Wochen zu zeigen beginnt. Für die Einnahme von Johanniskraut, die zudem regelmäßig erfolgen muss, um eine optimale Wirkung entfalten zu können, sollte daher ein etwas längerer Zeitraum von mehreren Wochen eingeplant werden; besonders am Anfang sind hier Ausdauer und Geduld gefragt. Dies empfiehlt sich vor allem auch für Fälle von schwereren endogenen Depressionen, denn Therapieversuche ergaben, dass sich hier bei der einen Hälfte der Patienten keine Wirkung zeigte, bei der anderen Hälfte jedoch mit einer Verzögerung von vier Wochen.

Diese langsam eintretende Wirkung ist jedoch umso nachhaltiger, denn sie setzt an den Schaltstellen für die nervlich und hormonell bedingten Störungen an. So erfolgt die stärkste Ansammlung von Hypericin, das von anderen Geweben relativ schnell wieder ausgeschieden wird, genau dort, wo es auch seine stärkste Wirkung entfaltet: im Gehirn, in der Haut und im Magen-Darm-Trakt.

Verschiedene Präparate – richtige Dosierung

Johanniskraut-Präparate werden von zahlreichen Arzneimittelherstellern in unterschiedlicher Darreichungsform angeboten: als Pulver, in Tropfenform, flüssig oder pulverisiert in Kapseln, Dragees oder Tabletten, als Injektionslösung, als Frischpflanzen-Presssaft und schließlich als Rotöl zur innerlichen und äußerlichen Anwendung sowie in Salbenform.

Tropfen oder Kapseln
(auch in Form von Dragees oder Tabletten)
3-mal täglich 30 Tropfen bzw. 2 Kapseln
eventuell nach 14 Tagen reduzieren auf
2-mal täglich 20 Tropfen bzw. 1 Kapsel

Rotöl (innerlich)
2- bis 3-mal täglich 1 Teelöffel
vor den Mahlzeiten

Frischsaft
3-mal täglich 2 Esslöffel
nach 14 Tagen reduzieren auf
3-mal täglich 1 Esslöffel oder nur noch
jeweils 1 Esslöffel morgens und abends

Teeaufguss
morgens und abends 1 bis 2 Tassen
(1 Teelöffel Kraut pro Tasse)

Bei der standardisierten Zubereitung muss der Trockenextrakt einen bestimmten Gehalt an Gesamthypericin aufweisen. Alle Präparate enthalten Trockenextrakte aus Johanniskraut in einer Dosierung, für die eine antidepressive Wirkung belegt ist. Als wirksame Tagesdosis gelten bis zu 4 g Drogenäquivalente, das entspricht bis zu 1 g Trockenextrakt mit einem Anteil von 1 mg Hypericin. Die empfohlene Tagesdosis liegt zwischen 600 und 900 mg.

Ärzte verschreiben daher die Einnahme von 3-mal täglich je 300 mg Johanniskraut-Extrakt.

Höher dosierte Präparate von Johanniskraut sind apothekenpflichtig und seit einigen Jahren sogar rezeptpflichtig. Es mag paradox erscheinen, doch ob ein Johanniskraut-Präparat rezeptpflichtig ist oder nicht, hängt in erster Linie nicht von der Höhe der Konzentration bei den Inhaltsstoffen ab, sondern von der angegebenen Indikation: Präparate mit der Indikation „gegen mittelschwere Depression" sind demnach verschreibungspflichtig, während solche mit der Angabe „bei leichten depressiven Verstimmungszuständen" zur Selbstmedikation frei zu Verfügung stehen. Das kann zum Beispiel die Folge haben, dass ein Präparat mit der Einzeldosis von 300 mg bei entsprechender Indikation der Rezeptpflicht unterliegt, während ein deutlich höher dosiertes Produkt mit einem Wirkstoffgehalt von 750 mg aufgrund der Angabe „bei leichten vorübergehenden depressiven Störungen" nur apothekenpflichtig ist.

Für eine erweiterte Indikation im Bereich der Phytopharmaka gibt es auch verschiedene Kombinationspräparate mit Johanniskraut und einer oder mehreren anderen Heilpflanzen, die sich für die Behandlung bestimmter vorherrschender Symptome gegenseitig wirkungsvoll unterstützen und ergänzen. Dazu gehören beispielsweise Zubereitungen mit Baldrian und Cimicifuga. Andere, ebenfalls sehr wirkungsvolle Kombinationen sind, wie im Falle von Kava-Kava, durch das Verbot vollständig verbannt und im Falle von Rauwolfia durch Rezeptpflicht zumindest teilweise aus dem Markt gedrängt worden.

Auch den folgenden pflanzlichen Heilmitteln wird eine antidepressive Wirkung zugeschrieben: Rosenwurz

(Rhodiola rosea), Passionsblume *(Passiflora incarnata);* Safran, Ginseng, Curcumin sowie verschiedene chinesische Heilkräuter. Es liegen Hinweise dafür vor, dass Anwendungen in Kombination mit Johanniskraut-Extrakt einen synergetischen Effekt auf depressive Symptome haben können. Eine Untersuchung ergab beispielsweise, dass die therapeutisch wirksame Dosis von Johanniskraut für die Behandlung von Depression durch die gleichzeitige Gabe von Passiflora-Extrakt reduziert werden kann. Es konnte ebenfalls nachgewiesen werden, dass die Kombination von Johanniskraut und Cimicifuga zu einer deutlichen Verbesserung von klimakterischen Beschwerden führt. Eine kombinierte Behandlung mit Johanniskraut und Keuschlamm *(Vitex agnus castus)* unterstützt eine signifikante Besserung der Beschwerden beim prämenstruellen Syndrom. Einige dieser Kombinationsmittel und ihre besonderen Eigenschaften werden jeweils bei den entsprechenden Symptomenbildern im Einzelnen vorgestellt.

Die derzeitige Rechtslage

1984 wurde Johanniskraut von der Kommission E des damaligen deutschen Gesundheitsamtes als positiv, das heißt, wirksam eingestuft, dem schloss sich später auch die ESCOP *(European Scientific Cooperative on Phytotherapy)* an. In der Folgezeit geriet die medikamentöse Standardtherapie bei Depression zunehmend in die Kritik; vor allem die amerikanische Arzneimittelbehörde FDA stellte fest, dass die Anträge für Neuzulassungen von Antidepressiva ausgesprochen fehlerhaft waren und Nebenwirkungen offenbar verschleiert wurden. Als Folge davon wurden die Hersteller seitdem zu immer deutlicheren Warnhinweisen gezwungen. So verwundert es nicht, dass für viele Ärzte die Verordnung von standardisierten Johanniskraut-Präparaten bei leichten bis mittelschweren Depressionen bei einer nahezu gleichen Wirkung mit chemisch-synthetischen Antidepressiva eine ernst zu nehmende Alternative darstellt.

Die massive Kritik an den chemisch-synthetischen Antidepressiva hat jedoch auch Auswirkungen auf die Beurteilung pflanzlicher Präparate gehabt. Durch die scheinbar nachgewiesene Wirksamkeit von Johanniskraut wurde jedenfalls verstärkt nach Kritikpunkten Ausschau gehalten – die sich natürlich auch finden ließen, wie der Angriffspunkt der Fotosensibilisierung bereits belegt hat. Erschwerend kam noch hinzu, dass nach wie vor nicht klar ist, welche Inhaltsstoffe in Hypericum eigentlich für die antidepressiven Wirkungen verantwortlich sind, denn die hauptsächliche Rolle, die der bisher im Vordergrund stehende Inhaltsstoff Hypericin dabei spielen soll, wird zunehmend angezweifelt. Schulmedizinisch orientierte Wissenschaftler fordern zudem neue und sinnvolle Standardisierungen der Extrakte, um auf dieser Basis überhaupt vergleichbare Behandlungen durchführen zu können.

Eine unkritische Anlehnung an schulmedizinische Kriterien zur Beurteilung und zum Nachweis der Wirkung von pflanzlichen Arzneimitteln scheint jedoch sehr leicht in methodische, inhaltliche oder intransparente Sackgassen führen zu können. Hier wäre eine Erforschung ohne eigene wirtschaftliche Interessen von sehr großer Wichtigkeit – und wohl ganz im Sinne des Wunsches der Bevölkerung nach nebenwirkungsfreien und heilwirksamen Phytotherapeutika.

Johanniskraut stellt ohne Zweifel bei leichten bis mittelschweren Depressionen eine breit akzeptierte Alternative zu synthetischen Antidepressiva dar. Nach dem Vorbild von Irland und dem zeitweise völligen Verbot in den USA, wofür nicht nur die lichtempfindlichen Weidetiere wieder herhalten mussten, sondern auch seine „potentielle psychedelische Wirkung", wurde Johanniskraut in Deutschland seit 2003 zunächst apothekenpflichtig; davon ausgenommen waren nur Präparate mit einer Tagesdosis bis zu 1 g Drogensubstanz und bis zu 1 mg Hypericin. Seit 2009 sind Johanniskraut-Präparate mit der Indikation „mittelschwere depressive Episoden" auch bei uns unter Verschreibungspflicht gestellt. Ausschlaggebend dafür ist das bei diesem Krankheitsbild vorliegende hohe Suizidrisiko. Durch die Verschreibungspflicht soll sichergestellt werden, dass die Behandlung unter ärztlicher Aufsicht erfolgt. Es war allerdings auch die Argumentation zu finden, die Rezeptpflicht entspräche dem Gebot einer „Gleichstellung" mit chemisch-synthetischen Antidepressiva.

Zunehmende Schwierigkeiten und Reglementierungen, mit denen sich das Johanniskraut und andere pflanzliche Heilmittel immer stärker konfrontiert sehen, mögen die Frage aufwerfen, wer oder was sich wohl tatsächlich dahinter verbirgt. Andererseits könnten diese Reaktionen aber auch als Hinweis auf eine besonders große Wirksamkeit von Johanniskraut verstanden werden, was ansonsten nur bei rezeptpflichtigen Substanzen der Fall ist. Mit der Argumentation, von Laien könne zwischen leichter und mittelschwerer Depression nicht unterschieden werden, ist daher die Anwendung von hoch dosiertem Johanniskraut bei mittelschweren Depressionen deutlich limitiert worden.

Therapiewarnungen vor Johanniskraut:

Zu möglichen Nebenwirkungen und Wechselwirkungen – eine kritische Würdigung

Im Allgemeinen gilt Johanniskraut zu Recht als ausgesprochen gut verträglich. Trotzdem wurden nach der Wiederentdeckung und Anerkennung seiner Wirksamkeit zunächst mögliche Nebenwirkungen ins Visier genommen. Damit geriet Hypericin in den Fokus, doch trotz seiner fotosensibilisierenden Eigenschaften konnten bei einer Einnahme von Hypericum-Extrakt praktisch keine ernsteren fototoxischen Schädigungen nachgewiesen werden *(siehe in Kapitel 4 über die Inhaltsstoffe den Abschnitt: Wie gefährlich ist Hypericin?)*. Das damit verbundene Vorurteil gegenüber seiner uneingeschränkten Anwendung konnte jedoch nie restlos ausgeräumt werden.

Ebenso sind durch die tanninhaltigen Gerbstoffe auch Auswirkungen in Form von leichten Irritationen bei einem empfindlichen Magen-Darm-Trakt möglich, mit Magenblutungen oder ähnlich heftigen Beschwerden wie bei anderen stark wirksamen Medikamenten braucht allerdings nicht gerechnet zu werden.

Außerdem kann bei Einnahme von Johanniskraut bisweilen eine verstärkte Müdigkeit auftreten, was sich als „Erstverschlimmerung" und ein Zeichen von Entspannung deuten lässt. Ernster sollte dagegen eine verstärkte Unruhe genommen werden, denn wenn hier auch noch Symptome wie Schweißausbrüche und Zittern hinzukommen, sollte man sich vor einem möglichen „Serotonin-Syndrom" mit einer zu hohen Konzentration des Glückshormons im Gehirn hüten. Das kommt zwar praktisch ausgesprochen selten vor, doch dann empfiehlt es sich, entweder die Dosis zu reduzieren oder das Psychokraut für eine Weile ganz abzusetzen.

Da die konstatierten Nebenwirkungen nicht allzu viele ernsthafte Angriffspunkte ergaben, wurden als Nächstes mögliche *Wechselwirkungen* mit anderen Arzneimitteln unter die Lupe genommen:

Durch die Einnahme von Johanniskraut, bei dem eine enzyminduzierende Wirkung nachgewiesen wurde, kann es zu einem verstärkten Abbau von Wirkstoffen anderer Medikamente und damit zu einer reduzierten Wirkung von diesen kommen, zum Beispiel bei hormonellen Verhütungsmitteln wie der Antibabypille sowie bei einigen Antibiotika oder anderen Antidepressiva. Selbst bei Einnahme von niedrig dosiertem Johanniskraut sollte daher der Arzt informiert werden und das Präparat entweder reduziert oder vorübergehend ganz abgesetzt werden.

Unter anderem mit dem Hinweis auf diese Wechselwirkungen ist daher auch bei höher dosierten Johanniskraut-Präparaten eine Verschreibungspflicht eingeführt worden. Gemessen an den Beipackzetteln chemischer Arzneimittel und insbesondere synthetischer Antidepressiva dürften bei Johanniskraut-Präparaten jedoch sowohl die Länge dieser Liste als auch die Seltenheit und der Schweregrad deutlich zugunsten der Wahl dieses pflanzlichen Heilmittels ausfallen.

Das traurige SAD-Syndrom
und andere Wechselfälle des Lebens

Eine ganze Reihe von Krankheitsbildern, die in weiterem Sinne ebenfalls mit depressiven Störungen in Verbindung stehen, sprechen ebenfalls gut auf eine Behandlung mit Johanniskraut an. Das sogenannte *Wintertief* ist inzwischen auch in Fachkreisen als eine Form von Depression anerkannt. Es kann unter anderem durch Lichtmangel verursacht werden. Dieser steht auch mit dem Melatoninspiegel in Verbindung und dieser hat wiederum Einfluss auf *Schlafstörungen*, die ebenfalls gut auf Johanniskraut und andere sanfte pflanzliche Beruhigungsmittel ansprechen.

Ein sehr breiter und mit Johanniskraut gut korrespondierender Anwendungsbereich ist ferner die *Frauenheilkunde*, wobei auch die enge Verbindung zwischen Nervensystem und Hormonsystem eine wichtige Rolle spielt. Hier reicht das Spektrum der Einsatzmöglichkeiten von verschiedenen Menstruationsstörungen bis hin zu den Beschwerden der Wechseljahre mit klimakterisch bedingten depressiven Verstimmungen.

Das Alter und die Pubertät markieren ebenfalls Umbruchphasen im Leben. Folglich gehören auch die Altersdepression und Entwicklungsstörungen bei Kindern und Jugendlichen zu den Anwendungsbereichen von Johanniskraut.

Abschließend wird noch die Verwendung von Johanniskraut als „Arnika der Nerven" in der Homöopathie behandelt.

Das depressive Wintertief

In der lichtarmen, äußerlich wie innerlich oft grautrüben Jahreszeit macht sich durch eine Störung im Gehirnstoffwechsel oft eine Erscheinung breit, die abgekürzt SAD heißt: im Deutschen die „saisonal abhängige Depression", im Englischen die *seasonal affective disorder*, die „jahreszeitlich bedingte Gemütsstörung". Sie wird auch kurz als „Winterdepression" bezeichnet.

Je nach Witterung beginnen die Symptome irgendwann im Herbst oder jedenfalls vor dem eigentlichen Winter und gehen mit dem Ende des Winters oder spätestens im Frühling deutlich zurück. Interessanterweise ist SAD durch einen zweifachen 60-Tage-Rhythmus binnen eines Jahres gekennzeichnet: Der Beginn fällt in die 60 Tage zwischen Anfang Oktober und Ende November, und in den 60 Tagen zwischen Mitte Februar und Mitte April lassen die Symptome wieder nach.

Als Reaktion auf saisonal, das heißt, durch die Jahreszeit bedingte Veränderungen kommt es zu bestimmten biologischen und psychologischen Veränderungen im Befinden und Verhalten des Menschen. Davon berührt werden vor allem seine Stimmung, seine Energie, sein Appetit, seine Libido überhaupt und sein Schlafverhalten. Im Grunde genommen ist die gesamte Bevölkerung von diesen saisonal bedingten Veränderungen betroffen, doch bei bestimmten Menschen sind diese Symptome besonders ausgeprägt und können Krankheitswerte erreichen, die in ihrer Gesamtheit als SAD bezeichnet werden.

Diese Symptome zeigen sich zuerst in einem stärkeren Schlafbedürfnis beziehungsweise einer längeren Verweildauer im Bett, was sich zu einer regelrechten „Schlafsucht" auswachsen kann. Die Libido nimmt ab, dafür nimmt der Appetit zu und äußert sich geradezu als „Heißhunger" auf besonders kohlenhydrathaltige Nahrungsmittel. Dabei stehen Süßigkeiten an erster Stelle, was häufig zu einer unmittelbaren Gewichtszunahme führt. Das Aufstehen fällt schwer, wird scherzhaft, aber durchaus treffend als „Morgengrauen" bezeichnet. Es fehlt der notwendige Schwung, um die alltäglichen Aktivitäten mit einer positiven Einstellung anzugehen. Bei der Arbeit mangelt es an Konzentration, die Betreffenden fühlen sich den ganzen Tag über erschöpft und müde, oft auch gereizt. Sie sind innerlich unruhig, depressiv verstimmt und leiden oft unter unbestimmten Ängsten.

SAD-Patienten weisen damit einerseits Anzeichen einer typischen Depression auf, das vermehrte Ess- und Schlafbedürfnis ist für eine Depression jedoch atypisch. Bei der saisonal unabhängigen Depression sind eher Appetitmangel, Gewichtsabnahme und Schlafverkürzung zu beobachten.

Während als Ursache für das SAD-Syndrom bei entsprechend disponierten Menschen im Allgemeinen der in den Wintermonaten bestehende Lichtmangel und seine Auswirkungen auf den Gehirnstoffwechsel angenommen wird, sieht man in der Naturheilkunde auch in einem gestörten Stoffwechsel einen wichtigen Faktor für die Entstehung dieser Depression. Ist eine Neigung zur Winterdepression bekannt, können bereits im Herbst vorbeugend geeignete Maßnahmen zur Entsäuerung und Entgiftung des Organismus ergriffen und auf eine säurearme und vitalstoffreiche Kost geachtet werden.

Schließlich kann sogar eine negative innere Einstellung dem Winter gegenüber hier eine Rolle spielen, doch muss dieser Faktor noch genauer erforscht werden. Auffallend ist, dass sich immer mehr Menschen vor der dunklen Jahreszeit zu fürchten scheinen. Bei etwa jedem Vierten äußert sich dies in einer deutlich niedergedrückten und getrübten Stimmung, während bis zu 5 % der Bevölkerung – vor allem Frauen – ausgeprägte depressive Symptome zeigen. Gemessen an der klassischen Depression sind diese Symptome beim Wintertief zwar weniger stark ausgeprägt, dennoch gehören Interesselosigkeit und ein Gefühl von Leere, Hoffnungslosigkeit und Resignation dazu.

Was kann dagegen getan werden? Natürliche Helfer wie Sonne und Licht, Johanniskraut und auch Vitamin D können hier zur Stimmungsaufhellung genutzt werden.

Sonnenlicht und Vitamin D

Vitamin D_3 scheint in den letzten Jahren dem Vitamin C seinen früheren Rang als Vitamin No. 1 streitig gemacht zu haben. Ein guter Vitamin-D-Spiegel im Organismus hat eine günstige Wirkung auf die gesunde Stärkung der Knochen und dient damit der Vorbeugung von Osteoporose sowie einer Reihe anderer Erkrankungen, aber er ist auch eine große Hilfe gegen die Winterdepression.

Mit fettem Fisch, Lebertran und Eigelb kommt Vitamin D in Nahrungsmitteln eher selten vor, eine wichtige Quelle dafür ist jedoch die Sonne und der Weg über unsere Haut. Im Winter strahlt die Sonne bei uns nur schwach und von Oktober bis März ist es aufgrund des niedrigen Sonnenstandes nicht möglich, mithilfe der UVB-Strahlung eine ausreichend wirksame Menge an Vitamin D in der Haut zu bilden.

Johanniskraut und Sonnenlicht

Seit jeher wurde die Sonne von der Menschheit als lebenspendende Licht- und Energiequelle verehrt. Die Bedeutung des Sonnenlichtes für die Behandlung von Krankheiten scheint jedoch erst mit dem industriellen Zeitalter etwa seit Ende des 19. Jahrhunderts richtig erkannt und praktisch eingesetzt worden zu sein. Gestützt auf Überlegungen, die vor allem die Lichtwirkung über das Auge einbeziehen, wurde eine spezielle Lichttherapie entwickelt. Sie wird nicht nur eingesetzt gegen das bei Lichtmangel auftretende winterliche Stimmungstief SAD, sondern außerdem angewendet bei weiteren Störungen von chronobiologischen Rhythmen, wie bei einem Jetlag, den Auswirkungen von Schichtarbeit oder dem prämenstruellen Syndrom.

Die Anwendung der Lichttherapie gilt zwar als erfolgreich, doch wie so oft ist der Wirkmechanismus noch nicht genau erforscht. Außer einer erhöhten Melatonin-Ausschüttung müssen auch weitere neurohormonelle Systeme, Botenstoffe und Immunfunktionen daran beteiligt sein. Dazu gehört vor allem das uns bereits bekannte Glückshormon *Serotonin*, das bei der Regulierung von Schlaf und Appetit eine wichtige Rolle spielt.

Man könnte Johanniskraut treffend als eine Art „Sonnenfänger" gegen die Winterdepression bezeichnen. Von der inneren Kraft her ist Johanniskraut eine Pflanze des Lichtes und der Helligkeit, denn in ihr lebt die volle Kraft der Sonne bei ihrem höchsten Stand im Jahreslauf. Unter der Einwirkung von Johanniskraut und der in ihm enthaltenen Licht- und Farbstoffe wird der Mensch über das Medium seiner Haut für Licht und Sonne empfänglicher, was nicht nur zu einer Erwärmung und Anregung seines Körpers, sondern auch zu einer Erhellung seiner Seele führt. Das zeichnet Johanniskraut als eine Art „Sonnen-Doping für die Seele" aus.

Johanniskraut kann auch die Lichttherapie bei SAD-Patienten wirksam unterstützen, da es die Nutzung und Verwertung von Licht noch verstärkt. Es gehört zu den positiven Aspekten der Fotosensibilisierung, zumal in der trüben Jahreszeit, dass die Haut lichtempfindlicher und dadurch empfänglicher für die geringere Sonneneinstrahlung wird. Der fotodynamische und fotosensibilisierende Farbstoff Hypericin wird vorübergehend in der Zelle gespeichert und durch Lichteinwirkung an der gesamten Hautoberfläche zur Fluoreszenz angeregt. Dadurch erfolgt die Umwandlung von Lichtenergie in eine aktive biochemische Substanz, die durch entsprechende Stoffwechselvorgänge in den Zellen umgesetzt wird. Durch Oxidation und Reduktion entstehen neue Stoffe, die auch eine regulierende Wirkung auf den Gehirnstoffwechsel haben und dadurch vegetativ bedingte hormonelle Störungen günstig beeinflussen können.

Da die Lichttherapie eine zweistündige Behandlung pro Tag erfordert, was von den meisten Patienten als zu zeitaufwendig empfunden wird, stellt die Behandlung mit Johanniskraut im Vergleich damit eine sehr vorteilhafte Alternative dar.

Johanniskraut und Melatonin

Johanniskraut wirkt insbesondere auf die Zirbeldrüse (Epiphyse) und reguliert, das heißt, erhöht dadurch die nächtliche Melatonin- und Cortisolsekretion, was wissenschaftlich nachgewiesen ist. Die Zirbeldrüse, die sich oberhalb des Mittelhirns befindet, ist sensibel auf Hell-Dunkel-Reize und reagiert dabei mit der Ausschüttung des Hormons Melatonin. Ein erhöhter Melatoninspiegel beeinflusst auch die Ausschüttung anderer Hormone und kann ein Ungleichgewicht im Haushalt der Neurotransmitter hervorrufen. Da es sich bei Melatonin um ein Abfallprodukt von Serotonin handelt, spielt ein Mangel von Serotonin hierbei vermutlich eine besondere Rolle.

Als mögliche Ursache für das SAD-Syndrom wird unter anderem eine Störung des biologischen Tagesrhythmus angenommen. Durch die Verbindung mit dem Melatonin-Stoffwechsel soll sich das Wintertief auf eine erhöhte Melatonin-Produktion in der dunklen Jahreszeit und den sich daraus erklärenden niedrigeren Serotoninspiegel zurückführen lassen. Ein niedriger Serotoninspiegel wird einerseits für die depressiven Symptome und gleichzeitig auch für die ansonsten atypischen Symptome bei SAD verantwortlich gemacht.

Im Gehirn des Menschen befinden sich viele Zellen, die Serotonin produzieren und dieses über die innere Uhr gesteuert ins Blut abgeben. Diese Ausschüttung ist abhängig von der Tageszeit und in Wachphasen verstärkt. Ist der Rhythmus dieser Serotonin-Abgabe durch fehlende oder falsche äußere Zeitgeber gestört, kann es zu depressiven Verstimmungen und Schlafstörungen kommen. Durch Ersatz für diese Zeitgeber oder deren Wiederherstellung mithilfe von viel Licht und körperlicher Bewegung, Johanniskraut-Präparaten und Vitamin D kann die Winterdepression vertrieben oder zumindest spürbar gelindert werden.

Die Frage, welche Funktionen das ausschließlich von der Zirbeldrüse produzierte Melatonin eigentlich hat, konnte von der Wissenschaft bislang noch nicht genau beantwortet werden. Die Forscher sind jedoch von dem auffallenden Muster und Rhythmus fasziniert, in dem es von der Zirbeldrüse abgegeben wird: mehr in der Nacht als am Tag, mehr im Winter als im Sommer und in einer vergleichsweise großen Menge in den Jahren vor der Pubertät. Also forschen sie weiter nach den geheimnisvollen Zusammenhängen zwischen Melatonin und bestimmten

Formen der Depression, wie beispielsweise dem SAD-Syndrom.

In der Öffentlichkeit ist Melatonin zunächst vor allem wegen seiner möglichen Doppelwirkung bekannt geworden, aufgrund seines regulierenden Einflusses auf biologische Rhythmen und die „innere Uhr" einerseits das Einschlafen zu erleichtern und andererseits den Altersprozess aufzuhalten. Außerdem wird eine durch Melatonin ausgelöste antioxidative Wirkung und damit ein Schutz der Zellen vor freien Radikalen vermutet. Dadurch soll das Risiko für manche Krankheiten, wie Herz-Kreislauf-Leiden, grauer Star, Alzheimer und sogar Krebs, deutlich gesenkt werden. In sehr geringen Mengen kommt Melatonin übrigens auch im menschlichen Körper vor: während des Tages in einer Konzentration von bis zu 50 Picogramm (Billionstel Gramm) pro ml Blutserum, Anstieg nachts mit bis zu 150 Picogramm. Von daher besteht ein möglicher Zusammenhang zwischen Melatonin-Spiegel und gutem Schlaf.

Das „Wunderhormon" Melatonin, das vor einer Weile in aller Munde war, ist in Deutschland nach wie vor nicht frei verkäuflich. Während es in den USA als Nahrungsergänzungsmittel zugelassen ist, ist es in Deutschland als Arzneimittel verschreibungspflichtig. Begründet wird dies mit seiner pharmakologischen Wirkung und weil über den Langzeiteffekt noch nicht genügend bekannt ist.

Schlafmangel – die Störung eines menschlichen Grundbedürfnisses

In der heutigen Zeit sind Schlafstörungen vor allem bei älteren Menschen ausgesprochen weitverbreitet. Laut einer Umfrage sind über 50 % der Patienten von Allgemeinmedizinern davon betroffen.

Zu den Schlafstörungen gehören:

· erschwertes und verzögertes Einschlafen
· Unterbrechungen des Schlafes durch nächtliches Aufwachen mit Durchschlaf- und Wiedereinschlafstörungen
· zu frühes Aufwachen
· geringe Schlafqualität, dadurch mangelnder „Schlaferholungswert"

Schlafstörungen können ganz unterschiedliche Ursachen haben. Dazu gehören vor allem eine organische oder psychische Grunderkrankung, Stressfaktoren sowie Medikamenten- und Genussmittelkonsum. Nicht alle Schlafstörungen beruhen also auf einer Depression, doch umgekehrt gibt es fast keine Depression ohne das Symptom von Schlafstörungen. Plötzlich auftretende charakteristische Veränderungen der Schlafgewohnheiten gehören zu den typischen Begleiterscheinungen von depressiven Erkrankungen.

Eines der Hauptmerkmale von Depression ist frühes morgendliches Erwachen, denn der Schlaf ist flach und der Schlafdrang schwach ausgeprägt. Es gibt jedoch auch Patienten, die sich ständig müde fühlen und möglichst lange schlafen wollen. Möglicherweise ist der Rhythmus von Ruhe/Aktivität bei der Depression abgeflacht, und zwischen Schlaf- und Wachzustand gibt es fließende Übergänge. Da ein tiefer Zusammenhang zwischen Schlaf und Stimmung beziehungsweise *Ver*stimmung zu bestehen scheint, wird sogar eine mögliche gemeinsame Ursache im Gehirnstoffwechsel für Schlafstörungen und Depressionen vermutet.

Der Schlaf heiligt nicht alle Mittel

Im Schlaf werden verschiedene Phasen durchlaufen, die in ihrer Gesamtheit für die Regeneration von Körper, Geist und Seele von großer Wichtigkeit sind.

Die verschiedenen Schlafphasen

Die sogenannten *REM-Phasen* (benannt nach den in bestimmten Schlafstadien beobachteten schnellen Augenbewegungen, *„rapid eye movements"*, abgekürzt REM, entsprechen den Traumphasen und dienen als eine Art „Müllabfuhr" für das Gehirn und die Seele. Wenn sie durch die Einnahme von Barbituraten, Antidepressiva oder MAO-Hemmern verringert werden, so stellt das einen schwerwiegenden Eingriff in diese inneren Abläufe dar.

Die *Non-REM-Phasen,* in denen keine schnellen Augenbewegungen zu beobachten sind, bestehen aus vier verschiedenen Stadien, wovon die Tiefschlafphase die wichtigste ist. Vor allem für die körperliche Regeneration durch den Schlaf hat sie die größte Bedeutung. Durch die Einnahme von bestimmten Psychopharmaka kann sie ebenfalls verkürzt beziehungsweise verändert werden.

Der gewohnheitsmäßige Gebrauch oder besser Missbrauch von synthetischen Schlafmitteln, beispielsweise Barbituraten, birgt demnach große Gefahren für den Organismus. Milde pflanzliche Schlafmittel haben demgegenüber den Vorteil, dass sie keine sich hypnotisch auswirkenden Eigenschaften besitzen, sondern in erster Linie schlafanstoßend wirken und außerdem stark von der Persönlichkeit geprägte schlafhemmende Faktoren beeinflussen. Außerdem führen sie weder zur Gewöhnung noch zur Abhängigkeit.

Gesunder Schlaf mit Johanniskraut und Baldrian

Die verschiedenen Formen von Schlafstörungen werden durch Störungen im Gehirnstoffwechsel verursacht. Dabei handelt es sich meistens um eine erhöhte zentralnervöse Überempfindlichkeit gegenüber äußeren, aber mehr noch inneren Reizen. Gedankenandrang durch unverarbeitete Tagesereignisse, innere Unruhe, Kummer und Sorgen, vor allem wenn sie sich ungestört im Unterbewusstsein ausbreiten können, sind häufige Auslöser dafür. Aufgrund der Verbindung zum Gehirn und zum Zentralnervensystem sind gut ausgewählte Nervenmittel auch hervorragend als milde Schlafmittel geeignet.

Johanniskraut wirkt nicht nur einfach beruhigend auf die Nerven, sondern eher nervenstärkend und damit in gewisser Weise sogar anregend. Das ist in diesem Fall tatsächlich ein Vorzug, denn es regt zum Schlafen an. Wenn durch Überaktivität während des Tages zu viel Sonnenenergie verbraucht worden ist, kann oft die dafür notwendige Energie fehlen, um den Schlafvorgang einzuleiten. Der Schlafsuchende ist überdreht und kann nicht abschalten. Johanniskraut fördert die Entspannung, die er dafür braucht, und vermittelt sozusagen den energetischen Impuls, um das passive Nachtbewusstsein zu aktivieren. Die Wirkung von Johanniskraut auf das Schlafverhalten lässt sich als *regulierend* zusammenfassen.

Baldrian wirkt dagegen überwiegend *beruhigend*. Im Unterschied zu Johanniskraut ist es eine „Mondpflanze" und bietet damit in der Kombination eine gute Ergänzung bei Schlafstörungen und auch zur besseren Bewältigung des Sonne-/Mond-Rhythmus in schwierigen Lebensphasen. Durch seine beruhigende, den Schlaf jedoch

nicht hypnotisch erzwingende, sondern die Schlafbereit-
schaft fördernde Wirkung ist die Kombination aus Baldrian und Johanniskraut besonders geeignet bei nervös
bedingten Einschlafstörungen aufgrund von innerer Unruhe und Überreizung.

Johanniskraut in der Frauenheilkunde

Johanniskraut gilt in der Volksmedizin schon immer als
großes Frauenheilmittel, wie auch solche Beinamen wie
„Frauenkraut" oder „Liebfrauenbettstroh" suggerieren.
Von den weisen Frauen, zu deren zentralen Aufgaben
auch die Geburtsheilkunde zählte, wurde Johanniskraut
traditionell gegen starke Gebärmutterblutungen und zur
Förderung des Milchflusses gegeben. Bis heute schwö-
ren Hebammen auf die heilsame Wirkung von Johanniskrautöl für den empfindlichen Nabel von Säuglingen
wie auch für die strapazierten Brustwarzen ihrer Mütter.
Ebenso ist für einen sensiblen Umgang mit der Wochen-
bett-Depression an Johanniskraut zu denken.

Beim Studium von älteren Kräuterbüchern könnte
leicht der Eindruck entstehen, dass psychische Irritationen bis hin zur Hysterie und damit in Verbindung stehende Organstörungen ausschließlich dem weiblichen
Geschlecht zu eigen gewesen seien. Das fällt auch bei den
unter dem Stichwort „Johanniskraut" zusammengefass-
ten Heilanwendungen auf, denn einmal abgesehen von
der rein äußerlichen Wundbehandlung umschreiben die
Symptome exakt das, was man heute „prämenstruelles
Syndrom" oder „depressive Beschwerden im Klimakterium" nennt. Die hier bestehenden Zusammenhänge
kommen auch in dem Begriff „Hysterie" zum Ausdruck,

abgeleitet aus griechisch *hystera*, „Gebärmutter". Im inzwischen als veraltet geltenden Sprachgebrauch bedeutet hysterisch: „an der Gebärmutter erkrankt".

Da die physiologischen Ursachen früher verborgen blieben, wurden die unerklärlichen Symptome auch dem bösen Wirken der Geister oder Hexen zugeschrieben. Eine spätere Betrachtungsweise fand als Erklärung für diese als krankhaft empfundenen Abweichungen eine mehr psychosoziale Begründung. Als Beispiel dafür wurde in einem Radiobeitrag über „Lilith" auch Tilly Wedekind genannt, die als gefeierte Schauspielerin und unglücklich liebende Ehefrau zunehmend unter Depressionen litt, dem „typischen Leiden der Frau im Patriarchat".

Wenden wir uns von der sozialen aber wieder der biologischen Basis zu. Die Zusammenhänge zwischen Gehirnstoffwechsel, Nervenimpulsen und Hormonsekretion sind längst nachgewiesen und wurden in diesem Buch auch schon mehrfach beschrieben. Johanniskraut hat durch die hormonelle Wirkung auf Bereiche des Mittel- und Zwischenhirns, die Hypophyse und die Eierstöcke einen regulierenden Einfluss auf Frauenbeschwerden. Viele Heilpflanzen, die in diesem Wirkungsbereich angewendet werden, regen entweder die Hormonproduktion im Körper an oder enthalten selbst *Phytohormone*, also hormonähnliche pflanzliche Wirkstoffe, die regulierend auf das Hormonsystem einwirken.

Phytohormone und synthetische Hormonpräparate

Im Gegensatz zu synthetischen Hormonpräparaten, heute zumeist in Form der unvermeidlichen Verabreichung von Östrogen, sind pflanzliche Präparate mit hormoneller Wirkung wegen ihrer geringen Nebenwirkungen bei Frauen äußerst beliebt. Außer *Vitex agnus castus* (das mit Eisenkraut verwandt ist und in dessen bildhaft eingedeutschten Namen „Keuschlamm" und „Mönchspfeffer" bereits eine Hormonregulierung anklingt) und *Cimicifuga racemosa,* der „Traubensilberkerze", wird auch Johanniskraut vor allem bei psychovegetativen Störungen in den Wechseljahren eingesetzt sowie generell zur Regulierung des weiblichen Zyklus.

Wenn der Zyklus schmerzhaft ist

Die Anwendung von Johanniskraut bei Menstruationsbeschwerden aller Art ist aus den Pflanzen-Enzyklopädien der Volksheilkunde überliefert. Noch im 16. Jahrhundert sprechen die (naturgemäß von Männern verfassten) Texte davon, dass Hypericum „den Weibern ihre Blödigkeit bringe", womit zweifellos die Monatsblutung gemeint sein dürfte. Nach der Signaturenlehre hängt diese Wirkung von Johanniskraut mit seiner Verbindung zum Blut zusammen, denn es besitzt nicht nur eine blutstillende, sondern auch blutbildende und das Blut erneuernde Kraft. Ein altes Volksrezept empfiehlt den frischen Aufguss von Johanniskrautblüten, denn er „heilt Blutflüsse, regelt die Monatszeit und macht sie schmerzlos". Diese Empfehlung scheint offenbar gewirkt zu haben, denn etwa zwei Jahrhunderte nach dem erwähnten frauenfeindlichen Symptom der „Blödigkeit" wird die Menstruation nun als die „Blumen der Frauen" bezeichnet.

Seine blutstillende Wirkung kann Johanniskraut dagegen vor allem bei Gebärmutterblutungen entfalten, die als Dauerblutungen durch die Hormonumstellung in den Wechseljahren auftreten können und die meistens durch entzündliche Zustände der Gebärmutterschleimhaut verursacht werden.

Johanniskraut hat eine sanft regulierende Wirkung bei allen Menstruationsbeschwerden, denen fast immer ein gestörter Hormonhaushalt zugrunde liegt. Bei der *Dysmenorrhoe*, die oft mit stoßweise auftretenden starken Blutungen einhergeht und durch krampfartige Schmerzen gekennzeichnet ist, wirkt es sowohl krampflösend und schmerzlindernd als auch regulierend bei starkem Blutverlust. Bei der *Amenorrhoe* und der *Oligomenorrhoe*, einer zu schwachen, zu seltenen oder ganz ausbleibenden Periode, wird dagegen die Hormonproduktion angeregt. Dies gilt auch für ein zu spätes Einsetzen der ersten Regelblutung bei jungen Mädchen, zumal wenn sie von zarter Konstitution und anämisch sind. Die Wirkung von Johanniskraut in diesem Bereich lässt sich am besten als Regulierung und Unterstützung des weiblichen Zyklus beim Typus „blutarme Frau" zusammenfassen.

Das prämenstruelle Syndrom

Johanniskraut wirkt auch bei einigen anderen, sich aus Menstruationsstörungen ableitenden Beschwerden, die vermutlich auf der Drüsentätigkeit und inneren Sekretion der Eierstöcke beruhen. Dazu gehört beispielsweise das prämenstruelle Syndrom (PMS), als dessen Ursache ein gestörtes hormonelles Gleichgewicht in Verbindung mit psychosomatischen Faktoren angenommen wird. Einige Tage vor dem Beginn der Menstruation stellen sich starke Störungen im Befinden sein. Diese äußern sich körperlich in einem Spannungsgefühl und Schmerzen in den Brüsten, Blähbauch und Völlegefühl, Kopfschmerzen und Schlafstörungen. Als viel schlimmer werden jedoch die seelischen Unannehmlichkeiten empfunden, wozu unerklärliche Stimmungsschwankungen und depressive

Verstimmtheit, nervöse Unruhe und oft aggressive Gereiztheit gehören. Das Wirkungsspektrum von Johanniskraut mit seinen verschiedenen Ansatzpunkten kommt hierbei gut zur Geltung, denn durch die Regulierung der gestörten Hormonfunktion hellt sich auch die niedergedrückte Stimmung wieder auf.

Notfallmedizin bei Migräne

Auch Kopfschmerzen bis hin zu Migräneanfällen können Begleiterscheinungen des prämenstruellen Syndroms sein. Als Auslöser für die Krämpfe der Hirngefäße, die der Migräne zugrunde liegen, gelten unter anderem innersekretorische Störungen des Hormonhaushaltes in Verbindung mit dem weiblichen Zyklus. Natürlich ist Johanniskraut kein „Migräne-Blocker" mit Sofortwirkung, kann jedoch wesentlich zu einer gelasseneren und entspannteren Haltung beitragen, wodurch die Migräneanfälle zumindest abgeschwächt werden oder seltener auftreten.

Eine schon seit ihrer Jugend von Johanniskraut begeisterte Anwenderin weiß zu berichten, wie sie es erfolgreich zur Linderung ihrer Migräne einsetzt. Sie ist Anfang 40, also noch vor den Wechseljahren, und leidet schon jahrelang unter regelmäßig wiederkehrenden Migräneanfällen. Sie hat allgemein einen sehr niedrigen Blutdruck und neigt zu vielfältigen vegetativen Beschwerden. Die heftigen Kopfschmerzen sind mit großer Schwäche und Übelkeit verbunden. Sie treten fast immer bereits vor oder spätestens mit dem Beginn der Menstruation auf – und dies praktisch allmonatlich! Die sanfte, aber nachhaltige Wirkung von Johanniskraut hat sich als ausgesprochen segensreich erwiesen. Die Betroffene nimmt es nicht nur in Zeiten mit größeren Belastungen regelmäßig ein und spricht von seiner ausgesprochen euphorisierenden Wirkung.

Für die besonders kritische Zeit im Monat hat sie eine gleich mehrfache vorbeugende Strategie entwickelt: Etwa eine Woche vor dem Einsetzen der Regelblutung beginnt sie mit der Einnahme von Johanniskrautkapseln. An den Abenden hat sie es sich angewöhnt, bewährte Frauentees mit Johanniskraut und

Schafgarbe oder Beifuß zu trinken. Generell versucht sie, sich in dieser Phase mehr Ruhe und Entspannung zu gönnen und nimmt sich auch die Zeit, mehrmals während des Tages die Schläfen, Hals- und Nackenpartien sanft mit Johanniskrautöl einzureiben, in das sie je nach Laune ein paar Tropfen Lavendel- oder Teebaumöl gibt.

Die Zahl ihrer Migräneanfälle hat abgenommen, und wenn sie sich doch einmal nicht vermeiden lassen, können sie jetzt zumindest besser durchgestanden werden. Ein Johanniskraut-Kissen schenkt ihr nicht nur einen entspannteren Schlaf, sondern auch mehr heitere Gelassenheit und sonnenstrahlende Zuversicht.

Wechseljahre müssen nicht depressiv sein

Die meisten depressiv gefärbten Symptome, die in der Frauenheilkunde behandelt werden, treten im Klimakterium auf. Diese Zeit der „Wechseljahre" bringt im Leben jeder Frau tiefgreifende Veränderungen mit sich, denn der Höhepunkt, die „Klimax", ist überschritten, nun kommt mit dem Ende der Monatsblutung die „Menopause". Zu den körperlichen Symptomen aufgrund der zurückgehenden Produktion der weiblichen Hormone gesellen sich psychische Beschwerden, die umso stärker ausfallen, je mehr diese Erfahrung als „weibliche Identitätskrise" erlebt wird.

Die Wechseljahre sind demnach nicht die direkte Ursache für diese psychischen Störungen, vielmehr schaffen sie eine besonders empfängliche Situation dafür. Bei einer gering ausgeprägten Anfälligkeit für depressive Neigungen bedarf es heftigerer äußerer Auslöser, während bei einer starken Ausprägung schon geringfügige Belastungen depressive Verstimmungszustände oder sogar schwere Depressionen auslösen können.

Größtenteils handelt es sich bei der klimakterisch bedingten Depression um depressive Erlebnisreaktionen, die durch die hormonelle Umstellung und mögliche Ausfallerscheinungen ausgelöst werden. Eine reaktive Depression wird gewöhnlich durch ein schmerzliches äußeres Geschehen, wie eine Trennung oder Verlusterfahrung, ausgelöst; im vorliegenden Fall handelt es sich um eine Erlebnisreaktion auf die „hormonelle Krise" in den Wechseljahren. Die klimakterisch bedingte Depression kann sich aber nicht nur als depressive Reaktion auf den veränderten Hormonhaushalt äußern, sondern auch als endogene Ersterkrankung. Durch die enge Verbindung zwischen dem Zentralnervensystem und dem Hormonhaushalt bestehen hier im Unterschied zu den meisten anderen Formen der endogenen Depression gute Therapieaussichten – gerade auch mit dem sanften Frauenmittel Johanniskraut.

Die verschiedenen Formen der klimakterischen Depression
In Verbindung mit verschiedenen Phasen der Wechseljahre lassen sich folgende Phasen der Depression unterscheiden:

· *Die reaktive Depression in der Prä-Menopause*
Die Prä- oder Vormenopause umfasst einen Zeitraum von etwa sechs Jahren vor der eigentlichen Menopause, die im Allgemeinen in den Zeitraum zwischen dem 48. und 52. Lebensjahr fällt, und der letzten Monatsblutung durch das Erlöschen der zyklischen Ovarialblutung. Als Ursache für die diversen Beschwerden wird die verminderte Produktion der Östrogene angesehen. Vor allem

kommt es dadurch zu unregelmäßigen Regelblutungen, aber auch zu den gefürchteten uterinen Dauerblutungen mit Gebärmutterentzündung. Hormonell bedingt oder über das Zwischenhirn können auch vegetative Störungen ausgelöst werden, und es können Hitzewallungen und Schweißausbrüche, Herzklopfen, Schwindel, Kopfschmerzen, Ohrensausen und Schlafstörungen auftreten. Die reaktive Depression äußert sich vor allem in starker Reizbarkeit und Stimmungslabilität.

· *Die Involutionsdepression in der Post-Menopause*
Die Post- oder Nachmenopause umfasst einen Zeitraum von bis zu sechs Jahren nach der letzten Regelblutung. In diesem Zeitraum kann es zu erheblichen vegetativen und psychischen Störungen kommen, die durch den Anstieg der Gonadotropine, in den Eierstöcken erzeugte Hormone, erklärt werden. Das Beschwerdebild ist geprägt von starken Ausfallerscheinungen, zunehmender Schlaflosigkeit, Angstzuständen, großer Antriebsschwäche und mangelnder Belastbarkeit. Die depressiven Symptome werden auch der „Involution" zugeordnet, das heißt, der biologischen Rückbildung im Altersprozess.

· Außerdem kann in dieser Zeit auch eine *endogene Depression* auftreten, damit ist die klassische „Melancholie" gemeint. Sie kann als Ersterkrankung zwar in allen Lebensphasen ausbrechen, hat jedoch wegen der möglichen Auslösung einen besonderen Schwerpunkt im Klimakterium.

Das zum Höhepunkt des Sommers blühende Johanniskraut, in gewisser Weise also eine „Klimax-Pflanze", scheint als *die* Heilpflanze bei depressiven Störungen im

Klimakterium geradezu prädestiniert zu sein. Zu seinem sanft regulierenden Einfluss auf die Hormonsekretion, der durch die Kombination mit der Traubensilberkerze *(Cimicifuga)* ausgesprochen günstig unterstützt wird, kommt seine grundlegend entspannende, angstlösende und nervenstärkende Wirkung hinzu. Bei den klimakterisch bedingten Depressionen ist es besonders wichtig, dass mit einer Aufhellung der Stimmung auch Licht und Klarheit in das Bewusstsein gelangen, so dass sich mit einer Stärkung und Stabilisierung des Ich von innen heraus das allgemeine Wohlbefinden und das Lebensgefühl wieder heben und eine neue Form der Selbstsicherheit gefunden wird.

Johanniskraut und die Traubensilberkerze

Die Traubensilberkerze, botanisch *Cimicifuga racemosa*, ist in Nordamerika beheimatet. Wahrscheinlich hat der etwas unangenehme Geruch im frischen Zustand ihr den Beinamen „Nordamerikanisches Wanzenkraut" eingebracht. Der günstige Einfluss der Traubensilberkerze bei Menstruationsstörungen allgemein, bei vegetativen Störungen in der Pubertät und im Klimakterium, auch bei klimakterisch bedingten Depressionen, erklärt sich durch den hohen Gehalt an natürlichen Östrogenen. Als Wirkbereich wird das endokrine Drüsensystem und hier vor allem die Zirbeldrüse angenommen, von wo aus es sekundär zu Einwirkungen auf die Eierstöcke, das zentrale und periphere Nervensystem sowie das Muskelgewebe kommt. In Versuchen konnte vor allem eine Anregung der Ovarialtätigkeit und eine Normalisierung von Unregelmäßigkeiten im Zyklus beobachtet werden. Diese östrogenähnliche Wirkung ist so stark, dass Präparate aus dem getrockneten Wurzelstock der Traubensilberkerze eine hormonfreie Therapie zur Behandlung klimakterischer Störungen bieten und selbst bei hormonellen Ausfallerscheinungen aufgrund von Operationen synthetische Hormonmittel voll und ganz ersetzen können.

Die Kombination mit Johanniskraut (zum Beispiel in „Remifemin plus") ist sehr günstig aufgrund der häufigen depressiven Begleiterscheinungen bei den klassischen klimakterischen Beschwerden, wie Hitzewallungen, Herzklopfen, Kopfschmerzen und Schlafstörungen. Auch bei psychovegetativen Beschwerden als Folge von hormonellen Störungen bei jungen Mädchen und Frauen, einer monatelang ausbleibenden Regelblutung oder dem prämenstruellen Syndrom sind die beiden Phytohormonmittel gemeinsam sehr gut anzuwenden.

Johanniskraut für Kopf, Herz und Bauch

Als Sitz des Gehirns und des Zentralnervensystems ist der Kopfbereich besonders anfällig für äußere und innere Belastungen sowie für deren Zusammenspiel. Das schlägt sich schon in Begriffen wie *Kopfdruck* oder *Spannungskopfschmerz* nieder und handelt sich um ein Symptom, das physiologisch durch eine mangelnde Kompensationsfähigkeit der Hirngefäße und Störungen in den Gefäßnerven erklärt wird. Eine Steigerung davon ist in der zu Recht gefürchteten *angiospastischen Migräne* zu sehen, deren Anfälle durch Krämpfe der Hirngefäße verursacht werden. Sie tritt auch häufig im Rahmen der stressbedingten Erschöpfungsdepression auf. Die Migräne gehört zum Beschwerdebild der vegetativen Dystonie und hat auch mit innersekretorischen Störungen zu tun, denn oft kehrt sie ebenso periodisch wie die Menstruation wieder und gehört zu den für das Klimakterium typischen Beschwerden. Außerdem kann eine gestörte Gallensekretion mitbeteiligt sein. Alles dies sind Einsatzbereiche, wo Johanniskraut seine regulierenden, schmerzstillenden und entspannenden Kräfte entfalten kann und außerdem noch krampflösend wirkt, da die Flavone und Flavonoide eine pathologisch erhöhte Leitfähigkeit von Zellen und Geweben herabsetzen.

Von *Wetterfühligkeit*, einer überempfindlichen Reaktion auf Wetterwechsel, sind sehr viele betroffen. Begünstigt durch körperliche oder geistige Überanstrengung in Verbindung mit bestimmten Wetterlagen, wie beispielsweise hohen Ozonwerten, Tiefdruck und Föhn, können besonders Menschen mit niedrigem Blutdruck, die ohnehin zu Kreislaufstörungen und Schwindel neigen, regelrechte depressive Schwächezustände erleben und „aus den Latschen kippen". Die normalen, peripher wirkenden Kreislaufmittel zeigen hier meist nur eine vorübergehende Wirkung. Im Unterschied zu ihnen setzt Johanniskraut zentral an den übergeordneten Schaltstellen im Hypophysen-Zwischenhirnbereich an und kann eine dauerhaftere Umstimmung herbeiführen. Diese Gehirnzellen, die unter anderem den Kreislauf regulieren, reagieren auch am stärksten auf Schwankungen beim Klima und Wetter. Es wird sogar vermutet, dass der „Herztod" vorwiegend älterer Menschen vor dem Einsetzen eines starken Föhns durch eine Lähmung der Kreislaufregulierung mit nachfolgender Schwächung des Altersherzens zu erklären sein könnte.

Depressive Verstimmungen äußern sich häufig auch in nervösen Magen-Darm-Störungen, wenn seelisch unverarbeitete Eindrücke auf den Magen schlagen und dann – oft zusammen mit hastig heruntergeschlungenem Essen – unverdaut darin liegen. Der Magen ist „sauer" darauf, reagiert gereizt und neigt zu Krämpfen, weil sich gegen die als übermächtig empfundene Belastung alles zusammenkrümmt. Durch das Zusammenwirken seiner Inhaltsstoffe Hypericin und Hyperforin, der Flavonoide und nicht zuletzt durch den mit bis zu 16 % recht hohen Gehalt an Gerbstoffen gibt es für das Johanniskraut hier gleich mehrere Ansatzpunkte und mit einer gleichzeitig beruhigenden und entspannenden, schmerzstillenden und entkrampfenden Wirkung. Daher rührt auch sein alter Name „Nabelkraut": Als Sonnenpflanze hat es Einfluss auf den Solarplexus, das Sonnengeflecht und Zentrum des sympathischen Nervensystems im Oberbauch.

Zwar helfen bei diesen Beschwerden auch geeignete Teemischungen und eine kurmäßige Anwendung des frischen Pflanzenpresssaftes, doch die beste Wirkung bei einem nervösen Reizmagen zeigt Johanniskrautöl. Die innerliche Einnahme kann sehr wirksam durch die äußerliche Pflege in Form einer Massage des strapazierten Sonnengeflechtes unterstützt werden. Wärmen Sie dafür das Johanniskrautöl in Ihren Händen etwas an, bevor Sie es mit sanften kreisenden Bewegungen auf den gesamten Bauchbereich auftragen. Legen Sie zur Unterstützung der entspannenden Wirkung als Bauchwickel nach Wunsch entweder ein beruhigend kühlendes Seidentuch oder einen weichen Wollschal zum Warmhalten auf.

Die Altersdepression

Menschen über 65 leiden besonders häufig unter depressiven Symptomen, für die es eine Vielzahl von Ursachen und Auslösern gibt. An erster Stelle stehen chronische Schmerzen, Krankheitsbeschwerden und die Erfahrung einer zunehmenden körperlichen Schwäche. Auch große persönliche Verluste und eine mangelnde Zukunftsperspektive können sich zu einer schweren und dauerhaften depressiven Resignation entwickeln. Die Anzeichen für eine Depression werden oftmals von den physischen Symptomen, wie Schmerzen, Schwäche oder Erschöpfung, überdeckt.

Bei vielen, gerade älteren depressiven Menschen findet man neben den Leitsymptomen auch eine starke Beeinträchtigung der Konzentrations-, Aufnahme- und Merkfähigkeit. Dieses gestörte intellektuelle Leistungs- und Gedächtnisvermögen kann leicht zu einer Fehldiagnose wie Altersdemenz führen.

Es besteht allerdings auch die Möglichkeit einer funktionellen Depression aufgrund einer Hirnarteriosklerose. In diesem Falle ist die psychische Erkrankung eine Folge von Gehirngefäßverkalkung und dem allgemein altersbedingten Abbauprozess. Der Neurologe Karl Daniel hat diese Zusammenhänge sehr anschaulich als „Gemütsverkalkung bei Arterienverkalkung der Hirngefäße" erklärt.

Johanniskraut stellt bei Altersdepression eine sehr gute therapeutische Möglichkeit dar, unter anderem auch deshalb, weil bei der Einnahme von anderen Medikamenten in der Regel keine unerwünschten Wechselwirkungen entstehen. Eine mögliche Ausnahme, die es zu berücksichtigen gilt, bilden hier allerdings sogenannte MAO-

Hemmer, die wie Johanniskraut die Aktivität des Enzyms Monoaminoxydase hemmen und dadurch die Ausschüttung von Botenstoffen wie Serotonin erhöhen *(siehe dazu auch Kapitel 5)*. Es wirkt stimmungsaufhellend und verbessert auch die kognitiven Fähigkeiten. Kombiniert oder im Wechsel mit Ginkgo eignet sich Johanniskraut zur Behandlung der leichteren Altersdepression, dem sogenannten „hirnorganischen Psychosyndrom", mit Symptomen wie Ohrensausen, Kopfschmerzen und Leistungsstörungen wie Konzentrations- und Gedächtnisschwäche, außerdem bei zerebralen und peripheren Durchblutungsstörungen.

Johanniskraut und Rauwolfia

Für die Behandlung von Erregungszuständen bei agitierter Depression und einer gesteigerten Reizbarkeit mit extremen Stimmungsschwankungen würde sich ein Kombinationspräparat mit der Schlangenwurzel oder *Rauwolfia serpentina* empfehlen. Als natürlicher Tranquilizer war die Rauwolfia schon lange in der traditionellen Medizin bekannt, ist inzwischen jedoch ebenso verschreibungspflichtig geworden wie hochdosiertes Johanniskraut. Begründet wird dies damit, dass jede nicht nur „leichte Depression" in die Hand des Arztes gehört. Eine Ausnahme besteht allerdings für homöopathische Zubereitungen.

Entwicklungsstörungen bei Kindern und Jugendlichen

Schon in der alten Volksmedizin wurde Johanniskraut als Mittel gegen *Enuresis* (auch *Enuresis nocturna*) gerühmt: das überwiegend nachts auftretende Bettnässen von Kindern und den oft damit verbundenen *Pavor nocturnus,* die Nachtangst mit den Symptomen nächtlichen Aufschreckens der Kinder aus dem Schlaf mit momentaner ängstlicher Verwirrung und lautem Aufschreien, bisweilen auch von Albträumen oder Schlafwandeln begleitet.

Das Bettnässen hat oft psychische Ursachen und tritt häufig in Verbindung mit Schüchternheit, Hemmungen und Stottern auf. Entwicklungsstörungen und ihre Symptome sind nicht selten eine Antwort auf psychisch erlebten Druck. Als Grund dafür wird oft eine latente innere Spannung und psychische Labilität vermutet. Es kann, muss aber nicht Ausdruck für eine psychisch-seelische Entgleisung durch ein schädigendes Herkunftsmilieu sein, kommt aber auch in den besten Familien vor. Physisch lässt es sich durch eine gesteigerte Reizbarkeit der Blase aufgrund einer allgemeinen Vagotonie erklären, das heißt, es liegt eine erhöhte Erregbarkeit des parasympathischen Nervensystems vor. Zum Teil ist es jedoch psychisch bedingt durch Trotz, Opposition oder als Protest gegen Liebesentzug und muss daher auch über die Seele behandelt und geheilt werden.

Durch den bereits mehrfach erwähnten Neurologen Karl Daniel wurde mit Johanniskraut eine breit angelegte Untersuchung und Behandlung psychosomatischer Störungen bei Kindern zwischen sechs und zwölf Jahren durchgeführt. Darunter waren Kinder mit allgemeinen Entwicklungsstörungen oder Lernschwierigkeiten, blasse, appetitlose, müde oder leicht ermüdbare, konzentrationsschwache, rasch gereizte, ängstliche und depressive Kinder. Außer Bettnässen und Nachtangst oder anderen Phobien hatten sie oft Sprachstörungen und litten außerdem unter Kopfweh, Leibschmerzen, Brechreiz, Durchfall oder Verstopfung. Sofern keine hartnäckige neurotische Fehlhaltung vorlag, konnte mit der Gabe von Johanniskraut eine deutliche Besserung der Symptome erzielt werden.

Bei Bettnässen und Nachtangst, kindlichen Neurosen, einer verzögerten Entwicklung und nervösen Erschöpfung bei Schulkindern kann Johanniskraut das Mittel der Wahl sein. Durch seine angstlösende und stimmungsaufhellende Wirkung fördert es eine Steigerung der Aktivität, Entdeckungsfreude, Wissbegierde und nicht zuletzt auch Selbstsicherheit.

Homöopathisches Rezept gegen Schüchternheit

Jeweils 20 ml
- Ambra D4 – stärkt die Nerven und hilft bei Angst
- Damiana Urtinktur – stärkt Gelassenheit und macht das Gemüt sonniger
- Hypericum Urtinktur – wirkt aufhellend und verleiht eine sonnigere Ausstrahlung
- Piper methysticum Urtinktur – wirkt entkrampfend und gegen Angst
- Pulsatilla D12 – hilft bei der Überwindung von innerer Unentschlossenheit und hellt das Gemüt auf

Bei Bedarf bis zu 5-mal täglich 20 Tropfen im Mund zergehen lassen

---

Die „Arnika der Nerven": Hypericum als homöopathisches Mittel

Der Beiname „Arnika der Nerven", der für Johanniskraut-Hypericum vor allem in der Homöopathie verwendet wird, weist auf seine beiden Wirkungsschwerpunkte als Nervenmittel und als Balsam für äußere und innere Wunden hin. Es kann in bestimmten Fällen durchaus die

Wirkung von dem vorzüglichen Wundheilmittel Arnika („Bergwohlverleih") noch vertiefen und ausweiten. In der Verbindung mit der dritten Sonnenpflanze in diesem Bunde, der Calendula (Ringelblume), entsteht eine hervorragende synergetische Kombination als Wundbalsam.

Durch die Verbindung zum Gehirn und Nervensystem hilft Johanniskraut besonders gut bei allen peripheren Nervenverletzungen. Die Urtinktur ist als wirksame Unterstützung der Wundbehandlung immer dann einzusetzen, wenn gleichzeitig eine Verletzung der Nervenenden vorliegt. Zu der schmerzlindernden und entzündungshemmenden Wirkung kommt der Effekt, dass sich die Nerven schneller regenerieren und wieder „lichtdurchlässiger" werden. Dies wird durch die innerliche Einnahme von mittleren homöopathischen Potenzen noch unterstützt. Als ebenso einfache wie wirksame Zusatztherapie zur Selbstbehandlung kann ein in Johanniskrautöl getränkter Mullstreifen in die Wunde eingeführt werden.

Auch Verletzungen an Körperstellen, die reich an Empfindungsnerven und daher auch besonders schmerzempfindlich sind, wie die Fingerspitzen und die Fußzehen, reagieren sehr gut auf die Anwendung von Hypericum. Dazu gehören zum Beispiel Quetschungen, Riss- und Schlagwunden, Stich- und Schnittwunden, Nägel, Splitter oder Dornen in den Fußsohlen oder unter den Fingernägeln, hämmernde Schmerzen oder eitrige Entzündungen in Fingern, Zehen oder Nagelbett.

Durch die Verbindung zu den Nervenzentren der Wirbelsäule und des Steißbeins sprechen Stauchungen der Rückenwirbel, Bandscheibenvorfall und Steißbeinprellung sowie Schmerzen nach einer Lumbalpunktion ebenfalls gut auf Hypericum an. Taubheitsgefühle und

Lähmungserscheinungen in den Nervenbahnen, die oft auch als Schutz vor gefühlsmäßigen Schmerzen dienen, bessern sich. Hypericum ist ebenfalls das richtig eingesetzte Mittel, wenn sich nach einer Rückgratverletzung eine asthmatische Atmung mit Beklemmungszuständen einstellen sollte. Natürlich ist Johanniskraut auch in der homöopathischen Zubereitung bei Angstzuständen und depressiven Stimmungsanwandlungen sowie gegen Unsicherheitsgefühle, Gehemmtsein und Lampenfieber einzusetzen.

Eine hervorragende seelische Unterstützung und Nervenstärkung bietet die Einnahme von Hypericum übrigens auch vor dem gefürchteten Gang zum Zahnarzt. Es nimmt nicht nur einen Großteil der Angst fort und wirkt im Wechsel mit Arnika ausgesprochen schmerzlindernd, sondern trägt auch dazu bei, dass sich das irritierte Nervensystem selbst nach einer Zahnextraktion schneller beruhigt, was die Wundheilung spürbar fördert.

Alle Nervenentzündungen, auch Nervenschädigungen durch Traumen sowie posttraumatische postoperative Schmerzen, selbst Phantomschmerzen werden durch Hypericum gelindert. Bei unerträglichen, entlang der Nervenbahnen schießenden Schmerzen, bei Neuralgien, vor allem bei Trigeminusneuralgie und Migräne, auch bei Ischias und Hexenschuss wird die äußerliche Einreibung mit Johanniskrautöl wirksam durch die Gabe von mittleren homöopathischen Potenzen (D6) unterstützt.

Die körperlich-seelische Gesamtwirkung von Hypericum lässt sich als schmerzlindernd, krampflösend und entspannend beschreiben. Als Modalitäten für die Wahl des Mittels ist zu beachten, dass alles durch Ruhe und Wärme besser wird und sich durch Bewegung, Berührung, Druck, auch durch Kälte und während der Nacht verschlimmert. Die Pflanze Johanniskraut erhält ihre Lebensenergie nicht aus der Erde oder durch eine besonders enge Verbindung zum Wasserreich, sondern vor allem aus der Luft und durch das Sonnenlicht, woraus sich vielleicht ihre primäre Nervenwirkung erklären lässt. Sie lehrt uns, dass wir uns ruhig trauen können, durchlässiger zu werden und uns für größere Zusammenhänge zu öffnen – auch wenn dies bisweilen schmerzhaft sein kann.

Indikation und Wirkungsweise von Johanniskraut im Überblick

Johanniskraut wirkt bei folgenden depressiven Verstimmungszuständen und Erkrankungen:
· Depressionen funktioneller und traumatischer Art, zum Beispiel nach Schädeltraumen auftretenden Depressionen
· Depressionen vom reaktiven und neurotischen Typus, besonders der psychovegetativen Depression mit Symptomen wie vegetative Dystonie, Schlafstörungen, Migräne, hormonelle Unterfunktion, sekundäre Anämie
· Depressionen in Klimakterium und Involution (Beginn der Rückbildungsphase)
· Altersdepression durch Arteriosklerose und andere altersbedingte Abbauprozesse
· depressiv gefärbte Entwicklungsstörungen bei Jugendlichen; Bettnässen, Pavor nocturnus, Stottern und Gehemmtsein bei Kindern
· allgemeine Schwächezustände in der Rekonvaleszenz, zum Beispiel nach schweren inneren Erkrankungen und operativen Eingriffen

Johanniskraut führt zu einer deutlichen Besserung bei folgenden Symptomen:
· depressive Verstimmung
· tageszeitliche Stimmungsschwankungen, Wechsel von Gereiztheit mit Gleichgültigkeit

117

- Schlafstörungen jeglicher Art, dabei auch tagsüber bestehende Müdigkeit
- rasche nervöse Erschöpfung durch körperliche und geistige Überanstrengung
- psychomotorische Verlangsamung oder
- nervöse Unruhe und leerer Beschäftigungsdrang
- Ängstlichkeit bis hin zu regelrechten Angstneurosen, Prüfungs- und Erwartungsangst
- nervöse Spannungszustände
- Konzentrations- und Gedächtnisschwäche
- Entscheidungsschwäche und Entschlusslosigkeit
- Antriebslosigkeit bis hin zu Apathie
- Gefühle der eigenen Wertlosigkeit und inneren Leere
- Tendenz zur Ungeselligkeit und Menschenscheu
- wechselnde psychovegetative Beschwerden, wie verminderter Appetit, Gewichtsabnahme, Verstopfung, Schwindel und Herzrhythmusstörungen, extreme Wetterfühligkeit

• 8 •
Die Haut als Spiegel der Seele

Johanniskraut steht in einer besonders engen Beziehung zur Haut, denn über sie entfaltet es seine lichtsensibilisierende Wirkung und kann zu einem nervlich-seelischen Stärkungsmittel mit tiefgreifenden Einflüssen auf den gesamten Organismus werden.

Die Haut ist das größte „Organ" des menschlichen Körpers und dient ihm als Schutzmantel vor äußeren Einwirkungen. Sie stellt eine, oft als notwendig empfundene Abgrenzung nach außen dar und schützt uns vor der Umwelt, verbindet aber zugleich auch mit ihr. Am Erscheinungsbild der Haut lässt sich diese Wechselbeziehung gut erkennen: Physiologisch kommt beispielsweise die sprichwörtliche *Orangenhaut* durch einen Überschuss an Nährstoffablagerungen in voneinander isolierten Fettzellen zustande. Psychisch signalisiert sie eine deutliche Abgrenzung, ein Abdichten, ein Sichverschließen nach außen, denn Nähe kann wehtun.

Außerdem reguliert das Organ der Haut die Temperatur und – zusammen mit den Nieren über die Ausscheidung – den Stoffwechsel. Eine besonders ausgeprägte Beziehung besteht zwischen ihr und dem endokrinen Drüsensystem, wodurch die Haut zum Steuerungsorgan für das gesamte innere Organleben wird. Sie ist ein hochsensibler Gradmesser für äußere und innere Einflüsse, so dass sich auf der Haut außer dem inneren organischen Zustand auch die gesamten psychischen Reaktionen und Abläufe ablesen lassen – ob man nun „rot vor Scham" oder „weiß vor Schreck" wird. Aufgrund dieser engen Wechselbeziehung wird die Haut gern als „Spiegel der Seele" bezeichnet. Dasselbe gilt übrigens auch für die Augen, und deshalb besteht für die Heilkunde ein enger Zusammenhang zwischen Nieren, Augen und Haut.

Johanniskraut bei Hautleiden

Krankhafte Erscheinungen auf der Haut lassen durch die Psyche geprägte Einseitigkeiten, allergische Übersensibilität ebenso wie seelische Lethargie, sichtbar zutage treten. So zeigen „Ausschläge" recht deutlich an, dass man am liebsten „aus der Haut fahren" möchte, weil man sich darin nicht wohlfühlt. Schon eine simple Akne ist ein hochgradig psychosomatisches Geschehen. Auch Organverbindungen lassen sich am Zustand der Haut ablesen. So ist zum Beispiel aus der Verbindung zwischen Ekzem und Asthma auf eine Nierenbelastung zu schließen.

Johanniskrautextrakt, in Cremes und Salben eingearbeitet, sowie auch die alkoholische Tinktur und das immer wieder als besonders wohltuend empfundene Rotöl eignen sich gleichermaßen für die Behandlung von kranker Haut und zur Pflege von gesunder Haut. Unter anderem ist es zu empfehlen bei:

· Akne und Seborrhoe (auch zur Vorbeugung und Nachbehandlung)

· Herpes (Bläschenausschlag) und Herpes zoster (Gürtelrose)

· Furunkeln und Geschwüren

· juckenden Hautausschlägen, die sich durch Kälte, Nässe und bei Berührung verschlimmern

· Schuppenflechte

· entzündlichen Hautrötungen aufgrund von Hyperämie

Bei einer allergischen Veranlagung ist Vorsicht mit der Sonneneinwirkung geboten!

Pigmentausgleich

Johanniskraut gilt auch als natürliches Mittel gegen *Altersflecken*. Wieder ist es die Signatur, woraus sich an den Tüpfelchen in den Blättern und Blüten ablesen lässt, dass diese Pflanze einen ausgleichenden und unterstützenden Einfluss auf die Bildung von Hautpigmenten haben muss. Sie erhöht zunächst zwar die Lichtempfindlichkeit, macht die Haut damit aber empfänglicher und kann dann besser ihre regulierende Wirkung bei Pigmentstörungen, Neigung zu Sommersprossen oder unregelmäßiger Bräunung entfalten. Dies gilt insbesondere auch für das vermehrte Auftreten von Pigmentflecken im Klimakterium, das einem seelisch-hormonell bedingten Vorgang entspricht und fast immer von den psychischen Symptomen der Reizbarkeit und einer empfindlichen, ängstlichen und depressiven Verstimmung begleitet ist.

Hier noch ein kleiner Geheimtipp: *Dunkle Augenringe,* die Sie morgens im Spiegel anlachen, werden vorsichtig mit Johanniskrautöl betupft – sie werden dadurch zusehends „lichter".

Johanniskraut zur Hautpflege

Johanniskraut als Bestandteil von Hautpflegemitteln eignet sich gut zur Pflege von trockener und rissiger Haut ebenso wie von unreiner und großporiger Mischhaut, die zu Schrunden oder Schuppen neigt, leicht gereizt oder besonders empfindlich ist. Bei einer solchen Problemhaut kann es sowohl zur Nachbehandlung wie auch schon vorbeugend angewendet werden.

Schönheitsrezept für Johanniskraut-Gesichtswasser

15 g Johanniskrautblüten werden mit 1 l kochendem Wasser übergossen. 15 Minuten ziehen lassen. Das Gesicht gründlich damit waschen oder mit einem Wattebausch abreiben (abtupfen).

Dieses Rezept ist aus der Volksheilkunde überliefert. Die zusammenziehenden und antiseptischen Eigenschaften von Johanniskraut reinigen und öffnen die Poren und verhindern auch die Bildung von Hautfältchen.

Diese Anwendung von Johanniskrauttee wird dadurch noch verbessert, wenn er zu gleichen Teilen mit Hamameliswasser gemischt wird, denn die Gerbstoffe und ätherischen Öle aus dem Zaubernuss-Haselstrauch unterstützen eine synergetische Wirkung.

Johanniskraut-Creme zur Gesichtspflege

10 g echtes Bienenwachs werden mit 90 ml Johanniskrautöl in einem Glasmessbecher im Wasserbad auf 60 Grad erwärmt. Wenn alles verflüssigt ist, aus dem Wasserbad herausnehmen und beim Abkühlen 10 Tropfen eines ätherischen Lieblingsöls nach Wahl hinzufügen, zum Beispiel Lavendel- oder Geraniumöl. Alles glattrühren und in kleine Cremedosen füllen. Achtung, nicht mit den Augen in Berührung bringen! Ist auch sehr gut zur Pflege von rauen und rissigen Händen geeignet.

Pflegecreme bei Hautrötungen und leichtem Sonnenbrand

1 g/ml Hypericum-Urtinktur und 1 g/ml Calendula-Urtinktur werden mit 28 g reiner Vaseline gut vermischt und in ein Cremetöpfchen gefüllt. Hat eine kühlende und die Heilung beschleunigende Wirkung bei Hautrötungen und leichtem Sonnenbrand. *Achtung, nicht als Sonnenschutz verwenden!*

Rezepte für Johanniskraut-Massageöl

Ölige Zubereitungen stehen bei der Hautpflege mit Johanniskraut im Vordergrund, wobei zwischen Rotöl, dem öligen Auszug aus den Blüten, und dem ätherischen Johanniskrautöl zu unterscheiden ist. Beide lassen sich auch gut miteinander kombinieren, wodurch sich ihre jeweilige Wirkung verstärkt. Durch den Zusatz von ätherischem Johanniskrautöl zu Rotöl kann der oft als sehr dominant empfundene Geruch des gewöhnlich als Basisöl verwendeten Olivenöls eine balsamisch-wohlriechende Note erhalten und außerdem die seelische Wirkung vertieft werden. Durch eine Massage werden nicht nur äußere Verkrampfungen, sondern auch innere Anspannungen gelindert oder gelöst.

· 20 Tropfen ätherisches Johanniskrautöl werden auf 50 ml Rotöl gegeben.

· Eine besonders entspannungsfördernde Wirkung hat die Zugabe von jeweils 5 Tropfen ätherischem Johanniskrautöl und Lavendelöl.

· Jeweils 5 Tropfen ätherisches Johanniskrautöl und Eisenkrautöl zu Rotöl auf der Basis von Mandelöl hinzufügen. Hilft besonders durch eine Nackenmassage bei depressiver Verstimmung mit begleitenden Kopfschmerzen.

Unsere Haut als Grenze nach außen ist immer mehr oder weniger durchlässig. Daher gelangt ein Großteil dessen, was wir in schützender, pflegender oder dekorativer Absicht auf die Haut auftragen, unweigerlich auch in unseren Organismus. Wenn wir nicht einmal von einer Naturkosmetik verlangen können, dass sie nur aus essbaren Substanzen besteht, sollten wir unseren Körper in doppeltem Sinne damit nicht „anschmieren". Auch beim Umgang mit Pflanzen sollte das Gebot beachtet werden, der Pflege von Haut und Seele zu dienen.

• 9 •
Johanniskraut selbst vielfältig nutzen lernen

In Kapitel 3 haben wir bereits gelernt, wie wir Johannis-kraut richtig sammeln, trocknen und als Rotöl ansetzen können. In diesem Schlusskapitel werden nun noch einige überlieferte und selbsterprobte Ratschläge für die Ölzube-reitung und ausgewählte bewährte Teerezepte vorgestellt, um zu eigener Kreativität und Entdeckerfreude anzuregen.

Das Allroundtalent Johanniskrautöl

Grün wie Gras, rot wie Blut,
mach bald mir meine Wunden gut –

in diesem eingängigen Vers ist das Einsatzspektrum von Johanniskraut und des aus ihm zubereiteten Rotöls knapp und treffend zusammengefasst. Nicht nur der rote Saft aus den Blüten, der die Finger „blutrot" färbt, auch die auffällig „durchlöcherten" Blätter, von den Menschen in früheren Zeiten mit Hieb- und Stichwunden assoziiert, hat ihm das Ansehen eines universalen Wundkrautes ein-gebracht. Durch seine blutstillenden, adstringierenden, keimtötenden, entzündungshemmenden und schmerz-lindernden Eigenschaften dient es der Wundbehandlung und fördert außerdem durch seine gefäßschützende und hautpflegende Wirkung eine rasche und zumeist narben-los verlaufende Wundheilung.

Über seine Vorzüge als Wundbalsam hinaus zeigt sich die Wirkung von Johanniskraut in vielen weiteren An-wendungen, die mit „Blut" in Verbindung stehen. Zu den volkstümlichen Namen gehört „Johannisblut", was auf die Enthauptung von Johannes dem Täufer verweist, ebenso wie wahlweise „Herrgottsblut" oder „Christusblut", denn der Legende nach soll die Pflanze bei der Kreuzigung Christi durch Blutstropfen entstanden sein. Im nordgermanischen Kulturkreis gibt es eine Entsprechung, die sich auf den Gott Odin bezieht, dessen Blut nach der Verwundung durch einen wilden Eber ebenfalls Pflanzen mit einem roten Saft hervorgebracht haben soll. Wie man sieht, eine Pflanze von hoher magischer Bedeutung, der auch eine entsprechend große Heilkraft zugesprochen wird!

Johanniskraut wirkt nicht einfach nur blutstillend, sondern regt bei anämischen Zuständen die Blutbildung an, wirkt außerdem auf eine schlechte Durchblutung ein, verhindert Stauungszustände durch Blutüberfülle (Hyperämie) und reguliert eine durch nervöse Beschwerden gestörte Herztätigkeit. In der Frauenheilkunde hilft es besonders bei zu schwacher oder ausbleibender Menstruation, wie sie gern bei blutarmen jungen Mädchen auftritt, und gegen starke Blutungen in den Wechseljahren.

Anleitungen und Rezepte für die Zubereitung von Johanniskrautöl

In Kapitel 3 haben wir bereits praktische Anleitungen für die Zubereitung von Johanniskrautöl erhalten. So dürfen nur Pflanzen gesammelt werden, die nicht nass oder feucht sind, damit das Öl später nicht schimmelt, und die verwendeten Pflanzen müssen frisch und daher am gleichen Tag gepflückt worden sein. Die Blüten und Knospen werden abgezupft und in ein helles Glasgefäß mit weiter Öffnung gefüllt; sehr gut geeignet dafür sind fest verschließbare Einmachgläser. Die Pflanzenteile werden mit einem sehr guten kaltgepressten Speiseöl angesetzt, sie müssen davon vollständig bedeckt sein.

Der Verwendungszweck bestimmt die Ölsorte

Will man Johanniskrautöl vorzugsweise zur Wundbehandlung herstellen, wird dafür zumeist ein gutes kaltgepresstes natives **Olivenöl** empfohlen, dieses wird in den alten Pflanzenbüchern als „Baumöl" bezeichnet. Zur Abschwächung des recht prägnanten Geruchs und Geschmacks verwenden Sie entweder eine eher milde Sorte oder mischen es mit einem qualitativ ebenso hochwertigen **Distelöl**. Außerdem kann der Zusatz von einigen Tropfen ätherischem Johanniskrautöl den Geruch des Olivenöls durch seinen balsamisch-wohlriechenden Duft positiv verändern und gleichzeitig die Wirkung auf der seelischen Ebene noch vertiefen. Nicht nur als Wundöl, auch für Einreibungen bei rheumatischen Beschwerden sowie bei Muskel- und Gelenkschmerzen entfaltet diese Ölzubereitung ihre tief in das Gewebe eindringende Wirkung, wofür sich übrigens auch **Hanföl** empfiehlt.

Besonders gerühmt wird Johanniskraut wegen seiner großen Wirksamkeit bei Brandwunden. In Verbindung mit **Leinöl**, synergetisch unterstützt durch hautfreundliches **Sanddornöl** und **Lavendelöl**, kann sich diese Wirkung noch um ein Vielfaches verstärken. Dies gilt natürlich auch für die Behandlung, aber nicht die Vorbeugung von Sonnenbrand.

Auf der Basis von **Sesamöl** kommt der besondere Effekt der „Nervennahrung" hinzu. Dies wirkt nicht nur unterstützend auf die äußerliche Anwendung bei Nervenschmerzen und Neuralgien, sondern auch innerlich auf die Einnahme bei nervös bedingten Magen-Darm-Beschwerden, wie beispielsweise Magenschleimhautentzündung.

Für viele andere Störungen des Verdauungstraktes werden die Qualitäten von Johanniskraut sehr gut durch **Schwarzkümmelöl** unterstützt, für alles, was mit der Blase zusammenhängt, durch **Kürbiskernöl.**

Für den Gebrauch als Hautpflegemittel werden die milden Eigenschaften des Balsams Johanniskraut sehr gut durch **Weizenkeimöl** oder **Mandelöl** ergänzt.

Sie werden sehen, wie viel Spaß es macht, selbst zu experimentieren und mit jeweils speziell dafür ausgewählten Ölsorten kleinere Mengen verschiedener Johanniskrautöle anzusetzen.

Wenn Ihre Hausapotheke ausreichend gefüllt ist, können Sie mit diesem nützlichen und auch sehr persönlichen Geschenk anderen eine große Freude bereiten. Es macht daher auch gar nichts, wenn Sie einmal zu viel Johanniskrautöl zubereitet haben – nur sollten Sie es möglichst jedes Jahr frisch ansetzen, da überjähriges Öl ranzig werden könnte.

Beim *Grundrezept* für die Zubereitung von Rotöl werden eine oder mehrere Handvoll Johanniskrautblüten in ein Glasgefäß gegeben und mit dem ausgewählten Öl aufgefüllt, so dass sie davon bedeckt werden. Das Glas sollte nur halb oder höchstens zu zwei Drittel aufgefüllt werden, da sich das Öl bei Wärmeeinwirkung stark ausdehnt. Das Gefäß wird luftdurchlässig mit einem Papier oder Gaze bedeckt in die Sonne gestellt. Nach vier bis sechs Wochen zeigt seine kräftig rote Farbe an, dass das Öl fertig ist.

Eine Variante besteht darin, dass das gefüllte Glas zunächst mit leicht geöffnetem Deckel für drei bis fünf Tage an einen warmen Platz im Haus zum Gären gestellt und täglich umgerührt wird. Danach wird das Gefäß gut verschlossen in die Sonne gestellt, der weitere Verlauf ist derselbe, wie im vorigen Absatz beschrieben.

Wenn das Öl durch die Sonneneinstrahlung eine tief „blutrote" Farbe angenommen hat, wird es durch ein Tuch geseiht und der Blütenrückstand kräftig mit den Händen ausgepresst. Dann wird das Öl durch vorsichtiges Dekantieren von der wässrigen Schicht und dem Bodensatz aus feinen Blütenstäubchen getrennt und in kleine 50 ml, bei Massageöl maximal 100 ml fassende lichtechte Fläschchen gefüllt. Diese sollten gut verschlossen an einem dunklen und kühlen Ort aufbewahrt werden, es muss aber nicht der Kühlschrank sein.

Außerdem gibt es noch weitere *verfeinerte Ölrezepte.*
Wie oben beschrieben, werden die Johanniskrautblüten auch hierbei in ein gut schließendes Glasgefäß gegeben und vier bis fünf Tage der Sonne ausgesetzt. Dann werden sie durch ein Tuch geseiht, der Blütenrückstand wird ausgepresst, die gleiche Menge an frischen Blüten wird dazugegeben und wieder mit Öl aufgegossen.

Bei einer Variante werden nach etwa 14 Tagen, wenn das Öl sich zu röten beginnt, die Johanniskrautblüten nach dem Auspressen durch frisch gesammelte Blüten ersetzt, Diese Erneuerung kann mehrmals wiederholt werden, wobei speziell auch günstige Zeitpunkte für das Sammeln beachtet werden können. Dadurch kann der Gehalt an Hypericin und anderen Wirkstoffen erhöht werden.

Nachfolgend noch ein paar weniger bekannte überlieferte Rezepturen mit besonderen Anwendungsempfehlungen:

Weißweinöl
Die frisch gesammelten Blüten werden mehrere Tage lang in einer Mischung aus einem Viertelliter Olivenöl und einem Viertelliter Weißwein angesetzt. Vorsichtig im Wasserbad erwärmen, bis sich der Alkohol verflüchtigt hat, durchseihen und in kleinen Fläschchen fest verschlossen aufbewahren.

Hierbei handelt es sich um eine besonders schnelle Methode der Ölzubereitung, die zudem auch in einem völlig verregneten Sommer genutzt werden kann. Damit werden die Wirkstoffe sehr rasch aus der Pflanze gezogen.

Johanniskrautlikör
Zwei Handvoll frische Johanniskrautblüten mit einem halben Liter 45%igem Alkohol übergießen und in ei-

nem fest verschlossenen Gefäß zwei bis drei Wochen in die Sonne stellen. 60 g Zucker hinzufügen und in eine Flasche füllen.

Diese Spezialrezeptur der Pariser Apotheker aus dem 19. Jahrhundert dient als Lebenselixier und stärkt schwache Herzen.

Johanniskrauttinktur

Frische Johanniskrautblüten lässt man 10 bis 14 Tage lang in 100 ml 40- bis 50%igem Alkohol ziehen. Abseihen, auspressen und in kleinen Fläschchen fest verschlossen aufbewahren.

Diese Rezeptur eignet sich nicht nur sehr gut zur Wunddesinfektion und bei Hautunreinheiten, sondern stärkt auch den Magen-Darm-Trakt.

Slowenisches Ölrezept

Die abgezupften Johanniskrautblüten werden 30 Tage lang in einem feinen Öl in die Sonne gestellt. Durch ein Tuch pressen und mit Kampfer, Rosmarin- und Wacholderbeeröl vermischen und nochmals drei Tage in die Sonne stellen.

Dieses würzig duftende und tiefenwirksame Öl ist sehr gut geeignet für Einreibungen und Massagen bei Gelenk-, Muskel- und Gliederschmerzen.

Heilanwendungen mit Johanniskrautöl

Äußerliche Anwendung

Wie wir bereits wissen, ist Johanniskrautöl *das* pflanzliche Erste-Hilfe-Mittel für die Versorgung, Pflege und Ausheilung von *Wunden aller Art:* blutende Wunden und Blutergüsse, Stich- und Schnittwunden, Quetschungen und Prellungen. Zunächst wirkt es blutstillend und schmerzlindernd. Durch seine stark antibakterielle Eigenschaft eignet es sich hervorragend für die Desinfektion von Wunden, so dass es zumeist auch zu keiner Eiterung kommt. Selbst auf verunreinigte Wunden kann man direkt eine mit Johanniskrautöl getränkte Mullkompresse auflegen. Durch seine entzündungshemmende und zusammenziehende Wirkung fördert es die Regeneration von verletztem Hautgewebe, so dass meistens keine Narben zurückbleiben.

Sind jedoch beispielsweise durch Operationen Narben entstanden, so empfiehlt es sich, diese einige Wochen lang behutsam mit Johanniskrautöl einzureiben.

Zu Recht gerühmt wird die geradezu wunderwirksame Behandlung von *Verbrennungen* mit Johanniskrautöl, was auf den ersten Blick durch die fotosensibilisierende Wirkung von Hypericin vielleicht verwundern mag. Offenbar scheint hier aber der homöopathische Grundsatz *„Gleiches heilt Gleiches"* auf sehr eindrucksvolle Weise zur Geltung zu kommen.

Bei Brandwunden ist es besonders wichtig, Johanniskrautölt so rasch wie möglich anzuwenden, weil dadurch eine gute Chance besteht, dass gesundes nachwachsendes Hautgewebe die Narbenbildung verhindert. Es ist daher ausgesprochen ratsam, Johanniskrautöl griffbereit in der Küche zu platzieren, um gegen Verbrennungen durch Herdplatten, den Backofen, kochendes Wasser und nicht zuletzt auch den Dampfkochtopf möglichst sofort etwas zur Hand zu haben.Obwohl eine Überdosis von Johanniskraut fototoxisch wirken und vor allem bei hellhäutigen Menschen mit einer Lichtüberempfindlichkeit der Haut zumindest theoretisch sonnenbrandähnliche Entzündungen hervorrufen kann, hilft das Öl trotzdem bei *Sonnenbrand* und Sonnenallergie. Hier wird aber ausdrücklich *nicht* zu einem Gebrauch des Öls mit Lichtschutzfaktor bei einem Sonnenbad animiert, das heißt, Johanniskrautöl wirkt nicht vorbeugend, wohl aber nachsorgend, wenn es bei bereits eingetretenem Sonnenbrand verwendet wird und man die Haut nicht gleich anschließend sofort wieder der Sonne aussetzt. Bei der Anwendung ist zu beachten, dass das Öl nicht in die Haut eingerieben, sondern vorsichtig aufgeträufelt wird. Nach der ersten Linderung des Schmerzes wird durch die Bildung schützender Hautpigmente der Heilungsprozess gefördert. Auf die ausgleichende Wirkung bei Pigmentstörungen und bei der Entstehung von Altersflecken wurde bereits in Kapitel 8 näher eingegangen. (*Vgl. dazu auch im Kapitel 4 über die Inhaltsstoffe die Diskussion um den Lichtstoff Hypericin.*)

Auf der wirklich sicheren Seite, wenn man trotzdem Bedenken hat, ist man allerdings, wenn man bei Sonnenallergie mit homöopathischen Globuli arbeitet: Der homöopathische „Umkehreffekt" tritt bei mittleren Potenzen ab der D12 ein.

Nervenschmerzen und Neuralgien, wie Ischias, Trigeminusneuralgie und bisweilen sogar Migräne, oft verbunden mit einer ausgeprägten Wetterfühligkeit, sowie Verletzungen an besonders nervenreichen Körperstellen zeigen eine sehr gute Reaktion auf Johanniskrautöl, das hierbei auch wieder seine Vorzüge als „Arnika der Nerven" unter Beweis stellen kann. Einreibungen und Massagen mit Johanniskrautöl haben auch eine entkrampfende und entspannende Wirkung bei Gelenk- und Muskelschmerzen, bei Gliedersteifigkeit, bei rheumatischen Beschwerden, bei Rückenschmerzen und Verspannungen im Nacken.

Rückenschmerzen sind in der Bevölkerung außerordentlich weit verbreitet. Mit zunehmendem Alter könnte man die Wirbelsäule mit einem Schwamm vergleichen, dem immer mehr Flüssigkeit entzogen wird. Dadurch verringert sich die „Pufferzone" zwischen den einzelnen Wirbeln, und es kommt durch Reibung zu Schmerzen an den Nerven und Bändern. Starke Bewegungseinschränkungen stellen sich ein, viele davon Betroffene können beispielsweise beim Duschen nicht mehr ihre Fußgelenke erreichen. Am Ende steht dann oft der gefürchtete Bandscheibenvorfall.

Es werden zahlreiche Fälle berichtet, bei denen eine regelmäßige tägliche Einreibung des Rückens und der Gelenke mit Johanniskrautöl die Beweglichkeit in vollem Umfang wiederherstellen kann. Mithilfe des folgenden praktischen „Tipps für Singles" kann der ganze Rücken auch ohne besondere Akrobatik selbst eingerieben werden.

Single-Rückenmassage

- Ein etwa tennisballgroßer fester Gummiball wird mit Johanniskrautöl eingerieben.
- Für die Selbstbehandlung legt man sich auf ein großes Frotteetuch auf den Boden.
- Dann wird der Ball mit der Wirbelsäule über den Rücken herauf und herunter bewegt.

Wie wir wissen, speichert Johanniskraut die Sonnenkraft in sich und bei diesem Wirkungsspektrum ist besonders auch der *Wärmefaktor* hervorzuheben. Eine Nackenmassage mit Johanniskrautöl, wirksam unterstützt durch eine Reflexzonenmassage, zeigt gute Resultate vor allem bei gestressten, verkrampften und nervösen Menschen und führt bei diesen zu einer angenehmen tiefen Entspannung. Die gute Durchblutung durch eine Nackenmassage wirkt auch allgemein stimmungsaufhellend, denn „Wärme im Nacken" fängt depressive Stimmungstiefs auf.

Der eben hervorgehobene Wärmefaktor empfiehlt Johanniskrautöl auch noch für weitere individuelle Anwendungen. So ist bei Bauchschmerzen die kreisförmig ausgeführte Massage im Nabelbereich, dem Solarplexus oder Sonnengeflecht, wo viele sympathische und parasympathische Nerven zusammenlaufen, außerordentlich wohltuend, entlastend und entkrampfend. Das Sonnengeflecht ist der feinstoffliche Speicher von Sonnenenergie im menschlichen Körper, auch deshalb mag es auf eine Sonnenpflanze wie das Johanniskraut so gut ansprechen. Ähnliches gilt allerdings auch für die Massage von kalten Füßen. Mischt man außerdem noch ein paar Tropfen ätherisches Lavendel- oder Pfefferminzöl in das Rotöl, so wirkt es besonders erwärmend und dadurch entkrampfend.

Übrigens deuten stechende Schmerzen in den Fußsohlen ohne äußerlich erkennbaren Grund häufig auf Harnsäureablagerungen im Gewebe hin. Ergänzend zur säureregulierenden Wirkung von Johanniskrauttee hilft hier am Abend eine Fußmassage mit Johanniskrautöl und am Morgen mit Arnikatinktur.

Innerliche Anwendung

Auch in dieser Darreichungsform ist Johanniskraut zunächst einmal ein hervorragendes Wundmittel, ein Balsam für „innere Wunden". Dazu gehören zum Beispiel die Folgen von chirurgischen Eingriffen oder Zahnextraktionen. Gegebenenfalls kombiniert mit mittleren homöopathischen Potenzen, kann das Öl sowohl vor solchen operativen Eingriffen als auch zur Nachsorge eingesetzt werden. Als besonderes Kennzeichen ist die Linderung von Nervenschmerzen nach Verletzungen zu nennen (selbst Phantomschmerzen scheinen darauf zu reagieren). Vermutlich hat Johanniskraut über die entsprechenden Gehirnzentren und Schaltstellen zum Nervensystem eine zentral schmerzstillende Wirkung.

Weiterhin sprechen alle Schleimhautentzündungen, ob im Mund, Magen oder Darm, gut auf Johanniskrautöl an. Durch ihre antibakteriellen Wirkstoffe, mit denen sich die Pflanze selbst vor Fäulnisbakterien schützt, kann sie auch beim Menschen, dessen Darmflora häufig gestört ist, schädlichen Mikroben den Garaus machen und Fäulnisprozesse verhindern helfen.

Die Signatur der gelben Blüten deutet ferner auf eine Heilwirkung bei „Gelbsucht" oder anderen Leberleiden hin. Zusätzlich zu der Einnahme bei einer gestörten Gallensekretion wirkt die Einreibung mit Johanniskrautöl schmerzstillend und krampflösend bei Leberschwellungen sowie bei Koliken aller Art. In den allermeisten Fällen ergänzen sich die äußerliche und die innerliche Anwendung von Johanniskraut auf optimale Weise, zumal wenn auch die psychischen Begleitsymptome angesprochen werden: Der cholerische Leberkranke beruhigt sich möglicherweise ein wenig, so dass ihm die Galle nicht mehr so rasch überläuft, und dem Griesgram mit seiner Gastritis schlägt nicht mehr alles sofort auf den Magen, weil sich seine Stimmung etwas aufgehellt hat.

Johanniskrautöl selbst verkapseln

Wenn Sie Johanniskraut selbst sammeln und Ihr eigenes Johanniskrautöl zubereiten, möchten Sie vielleicht auch Ihre Rotöl-Kapseln selbst herstellen. Zu diesem Zweck verkapseln Sie Ihr Johanniskrautöl mit einer Tropfpipette in Hohlkapseln aus Gelatine (die Verwendung von Zellulose-Kapseln ist in diesem Falle nicht möglich, da Kapseln aus Zellulose von dem Öl aufgelöst würden). Diese Zubereitungsmethode empfiehlt sich vor allem, wenn Sie Johanniskrautöl kurmäßig und über einen längeren Zeitraum einnehmen möchten. Verschiedene kostengünstige Leergelatinekapseln mit einem geeigneten Volumen von 0,5 ccm sind in Apotheken oder über den Internetversand erhältlich.

Zur innerlichen Reinigung kann eine Ölkur mit Johanniskrautöl durchgeführt werden. Drei Wochen lang wird täglich morgens beim Aufstehen und abends vor dem Schlafengehen jeweils 1 Esslöffel Johanniskrautöl eingenommen. Wer den herben Ölgeschmack nicht mag, kann ihn mit etwas schwarzem Johannisbeersaft wegspülen. Diese Ölkur nimmt am Morgen Migräne und Kopfschmerzen weg, kräftigt die Nerven und schenkt Lebensfreude für den Tag. Am Abend bringt sie guten Schlaf und fördert das Träumen, wodurch das Unterbewusstsein und innere Ausgeglichenheit gestärkt werden.

Johanniskrauttee, das Licht in der Tasse

Alle Wiesen und Wälder,
alle Berge und Hügel
sind Apotheken.
(Paracelsus)

Für die Teezubereitung wird Johanniskraut in getrockne-
tem Zustand verwendet. Näheres zum Sammeln, Trocknen und Aufbewahren haben wir bereits in Kapitel 3
erfahren. Übrigens hat das Wort „Droge" ursprünglich
nichts mit Rausch zu tun, sondern bezieht sich auf das
Trocknen von Heil- und Gewürzpflanzen.

Verschiedene Methoden
für die Zubereitung von Kräutertee

Beim **Aufguss** (Infusion) werden die Kräuter, in der Regel 1
Teelöffel pro Tasse, mit kochendem Wasser übergossen. Je
nach Geschmack (dem eigenen und dem der Zutaten) 10 bis
15 Minuten ziehen lassen und durch ein Sieb abgießen. Diese
Methode wird meistens bei den zarteren Pflanzenteilen, Blüten
und Blättern gewählt. Sofern nicht anders angegeben, werden
die hier im Buch aufgenommenen Teerezepte auf diese Weise
zubereitet.

Bei der **Abkochung** (Dekokt oder Absud) werden die Kräuter
in kaltem Wasser angesetzt und langsam zum Sieden gebracht.
In der Regel lässt man sie auf kleiner Flamme wenige Minuten, aber auch bis zu einer Viertelstunde ziehen und seiht dann
ebenfalls durch. – Dieses Verfahren wird vor allem bei den kräf-
tigeren Pflanzenteilen wie Wurzeln oder Rinden angewendet,
damit die Wirkstoffe besser herausgezogen werden können.

Beim **Kaltauszug** (Mazeration) lässt man die Kräuter mehrere
Stunden, am besten über Nacht, in kaltem Wasser eingeweicht
stehen. Nach dem Abseihen wird die Flüssigkeit entweder kalt

getrunken oder vorher leicht erwärmt. – Diese Methode wird bei besonders empfindlichen oder auch stark gerbstoff- oder schleimhaltigen Pflanzen verwendet.

Madaus empfiehlt häufig eine Teezubereitung, wobei Aufguss und Kaltauszug miteinander kombiniert werden. Die Kräuter werden mit der Hälfte der Wassermenge kalt angesetzt und 8 Stunden ziehen gelassen. Man gießt die Flüssigkeit durch ein Sieb ab, danach wird der Kräuterrückstand mit der anderen Hälfte des Wassers heiß überbrüht. Beide Aufgüsse werden miteinander vermischt. – Diese Art der Zubereitung ist bei den später noch folgenden Rezepten jeweils durch die Bezeichnung „Kalt- und Warmauszug" gekennzeichnet.

Es ist ratsam, sich entweder den Kräutertee jeweils frisch aufzubrühen oder höchstens den Tagesbedarf von 2 bis 3 Tassen zuzubereiten. Weiterhin ist der allgemeine Hinweis angebracht, dass viele Kräuterteerezepte zu hohe Dosierungen angeben, so beispielsweise auch im Falle von Johanniskraut 2 Teelöffel pro Tasse. 1 Teelöffel, das sind etwa 1,5 Gramm des getrockneten Krautes pro Tasse, ist völlig ausreichend. Wird ein kräftigerer Geschmack gewünscht, so kann dies durch etwas längeres Ziehenlassen oder Aufkochen erreicht werden.

Johanniskrauttee als „Single-Droge"

Natürlich tut Johanniskrauttee auch Singles gut – besonders Frauen, die sich in schwierigen Lebensphasen die Frage nach dem Preis des Erfolgs oder gar dem Sinn des Lebens stellen mögen. Wir werden später noch auf diesen Aspekt des „Balsams für die weibliche Seele" zu sprechen kommen. Hier ist jedoch die Verwendung von Johanniskraut als alleinige Zutat für einen Kräutertee gemeint.

141

In Übereinstimmung mit den oben im Kasten dargestellten Zubereitungsmethoden gibt es einige Standardrezepte für Johanniskrauttee. Beim *Aufguss* gilt als Dosierung: 1 Teelöffel Kräuter auf 1 Tasse Wasser. Mit kochendem Wasser überbrühen und 5 bis 10 Minuten ziehen lassen. *Vorsicht:* Ein hoher Gerbstoffgehalt gibt dem Tee leicht einen herben bis bitteren Geschmack, daher rechtzeitig abseihen. Pur oder mit Honig gesüßt trinken, der Honig ist besonders wirksam bei einem Tässchen Johanniskrauttee vor dem Zubettgehen.

Bei der *Abkochung* gilt als Dosierung: 2 Teelöffel Kräuter auf 1 Viertelliter Wasser. Zum Kochen bringen und 10 bis 15 Minuten ziehen lassen. Durchseihen. Täglich vor jeder Mahlzeit 1 Tasse trinken, etwa 3 Wochen zum Auskurieren eines nervösen Magens. Die magenwirksamen Gerbstoffe kommen bei dieser Zubereitungsart besonders gut zur Geltung.

Wofür und wogegen tut Johanniskrauttee gut?

Nimm Dosten und Johannisblut,
die sind für alle Krankheit gut

Die vielen Teerezepte, in denen Johanniskraut entweder pur oder in recht abwechslungsreichen Mischungen mit anderen Kräutern genannt ist, zeugen von einer äußerst breiten Heilanwendung.

Im Mittelpunkt der Wirkung von Johanniskraut als „Single-Droge" steht seine beruhigende und entspannende und dadurch gleichzeitig auch leicht anregende Wirkung auf das *Nervensystem*. Insofern hat sogar der etwas paradox anmutende Werbespruch, Johanniskraut wirke „wie Baldrian und Kaffee zugleich", eine gewisse Berechtigung. Allerdings ist Johanniskrauttee nur in Ausnahmefällen als starkes Antidepressivum einzuschätzen, doch bei den kleinen alltäglichen Verstimmungen, bei Lustlosigkeit, fehlendem Schwung, leichterer Nervosität, Unruhe und Gereiztheit, auch bei Wetterfühligkeit und Schlafstörungen kann der Tee zumindest einiges zur Wiederherstellung des nervlich-seelischen Gleichgewichtes beitragen. Durch eine Stärkung und Stabilisierung der Ich-Kräfte ruht man mehr in sich selbst, womit gleichzeitig eine in gewissem Maße notwendige Abschirmung gegenüber einer Reizüberflutung von außen verbunden ist. So schützt Johanniskrauttee auch vor Spannungskopfschmerzen und kann möglicherweise den Anfängen einer oft unter zu großer Belastung und Anspannung entstehenden Migräne wehren. Nervös bedingte Herzbeschwerden und weitere Symptome, die medizinisch unter dem Begriff „vegetative Dystonie" zusammengefasst werden, sprechen ebenfalls sehr gut auf den Tee als zusätzliche Therapie an. Wichtig ist hierbei vor allem der regelmäßige und längerfristige, zumindest mehrwöchige Gebrauch für eine sanfte Umstimmung.

Der gesamte *Magen-Darm-Trakt* reagiert sehr positiv auf die beruhigende und die Säureverhältnisse regulierende Wirkung von Johanniskrauttee. Besonders nervös bedingte Verdauungsbeschwerden, Blähungen, Magenschleimhautentzündung sowie ein nervöser Reizmagen sind hier als Indikationen zu nennen. Zur Unterstützung können der Solarplexus und zusätzlich die Füße sanft mit Rotöl aus Johanniskraut massiert werden, das nicht ohne Grund auch den alten Namen „Nabelkraut" trägt. Beides wirkt nicht nur auf die nervlichen Komponenten, auch die Säureverhältnisse im Körper werden nachhaltig reguliert.

Leber, Galle und Nieren sprechen ebenfalls gut auf Johanniskrauttee an. Eine Sonderstellung nimmt noch die *Blase* ein, denn Johanniskraut ist ein hochgerühmtes Mittel gegen Enuresis (Bettnässen, *siehe dazu auch Entwicklungsstörungen bei Kindern und Jugendlichen in Kapitel 8*). Außerdem wirkt *es* der Erschlaffung der Blasenmuskulatur mit der unangenehmen Begleiterscheinung der Inkontinenz entgegen.

Schließlich ist Johanniskrauttee natürlich auch ein wichtiges *Frauenmittel*, das regulierend auf die Verbindung zwischen Nerven- und Hormonsystem einwirkt und einen lindernden Einfluss beispielsweise bei Menstruationsstörungen und auf die vielfältigen Beschwerden der Wechseljahre hat.

Weitere Anwendungsmöglichkeiten, zum Beispiel bei Verschleimung, Katarrh und Lungenkrankheiten, finden sich bei den nachfolgenden Teerezepten.

Wirkungsvolle Teemischungen mit Johanniskraut

Johanniskraut ist häufig in Teemischungen zusammen mit anderen Kräutern enthalten, denn ebenso wie sich die unterschiedlichen Inhaltsstoffe einer Heilpflanze synergetisch unterstützen, so können sich auch entsprechend ausgewählte Heilkräuter gegenseitig ergänzen und bei bestimmten Beschwerden gemeinsam eine größere Wirksamkeit entfalten. Hierbei ist jedoch das richtige Maß zu beachten, denn bei manchen Fertigprodukten mit einem oder bis zu zwei Dutzend verschiedenen Zutaten kann man eigentlich nur noch von einem Therapie-versuch mit einer zu großen Anzahl von unterdosierten Drogen sprechen, die eher einen Schrotkugeleffekt als einen Schuss ins Schwarze erzielen!

Goldene Regeln für eine ausgewogene Teemischung

Alle guten Dinge sind drei – was aber nicht unbedingt bedeutet, dass nicht mehr oder auch nicht weniger als drei verschiedene Kräuter darin enthalten sein dürfen. Es geht vielmehr um die Grundbestandteile, nämlich

· die sogenannte **Leitdroge**

· eine oder mehrere **Ergänzungsdrogen** zur Unterstützung der Hauptwirkrichtung

· falls notwendig, weitere ausgewählte **Hilfsdrogen,** die sowohl der Geschmacksverbesserung und/oder als Füllmittel und bisweilen auch für die Optik als „Schmuckdroge" dienen.

Teerezepte für die Nerven

Zur Nervenstärkung: jeweils zu gleichen Teilen
· Johanniskraut und Zitronenmelisse
· Johanniskraut, Hopfen und Dost
· Johanniskraut, Goldrute und Zitronenmelisse
  oder Verveine *(Lippia citriodora)*

Johanniskraut mit Bitterklee
2 Teile Johanniskraut
2 Teile Bitterklee
1 Teil Baldrian
1 Teil Lavendel

Johanniskraut mit Minze
7 Teile Johanniskraut
5 Teile Krauseminze
4 Teile Brombeerblätter
3 Teile Baldrianwurzel

Johanniskraut mit Melisse
7 Teile Johanniskraut
7 Teile Zitronenmelisse
4 Teile Baldrianwurzel
3 Teile Waldmeister

Zur Nervenberuhigung und als Schlaftee:
2 Teile Johanniskraut
2 Teile Baldrianwurzel
1 Teil Lavendelblüten

Johanniskraut mit Hopfenfruchtzapfen
1 Teil Johanniskraut
1 Teil Baldrianwurzel
1 Teil Hopfenfruchtzapfen

Johanniskraut mit Baldrian
5 Teile Johanniskraut
5 Teile Baldrianwurzel
1 Teil Heilziestkraut *(Betonica)*
1 Teil Hopfenfruchtzapfen
1 Teil Lavendelblüten
(als Kalt- und Warmauszug)

Bei depressiver Verstimmung:
3 Teile Johanniskraut
2 Teile Zitronenmelisse
1 Teil Dost

Bei Stressbelastung und Überarbeitung:
2 Teile Johanniskraut
2 Teile Zitronenmelisse
1 Teil Rosmarin

Bei Konzentrationsschwäche:
1 Teil Johanniskraut
1 Teil Rosmarin

Bei nervös bedingten Kopfschmerzen:
1 Teil Johanniskraut
1 Teil Benediktenkraut
1 Teil Verveine *(Lippia citriodora)*

Teerezepte für Herz und Kreislauf

Bei nervösen Herzbeschwerden: jeweils zu gleichen Teilen
· Johanniskraut und Zitronenmelisse
· Johanniskraut und Weißdorn
· Johanniskraut und Mistel

Johanniskraut mit Eisenkraut
1 Teil Johanniskraut
1 Teil Zitronenmelisse
1 Teil Weißdornblätter
1 Teil Eisenkraut *(Verbena officinalis)*

Johanniskraut mit Basilikum und Lavendel
2 Teile Johanniskraut
2 Teile Weißdornblätter
1 Teil Basilikumblätter
1 Teil Lavendelblüten

Bei Anämie:
1 Teil Johanniskraut
1 Teil Tausendgüldenkraut

Zur Blutreinigung:
1 Teil Johanniskraut
1 Teil Weiße Taubnessel
1 Teil Weißer Honigklee
1 Teil Wohlriechendes Veilchen
(als Kalt- und Warmauszug)

Teerezepte für Magen und Darm

Bei nervösen Magenbeschwerden: jeweils zu gleichen Teilen
· Johanniskraut und Schafgarbe
· Johanniskraut und Wermut
· Johanniskraut und Tausendgüldenkraut
· Johanniskraut, Fenchel und Anis

Bei Magenschleimhautentzündung:
1 Teil Johanniskraut
1 Teil Kamille
1 Teil Schafgarbe
1 Teil Ringelblume

Teerezepte für Leber und Galle

Zur Stärkung der Leber:
1 Teil Johanniskraut
1 Teil Salbei
1 Teil Wermut

Zum Schutz der Leber:
1 Teil Johanniskraut
1 Teil Schöllkraut
1 Teil Enzian

Zur Anregung von Leber und Galle, auch bei einer gestörten Gallensekretion: jeweils zu gleichen Teilen
· Johanniskraut und Aloe

· Johanniskraut und Schafgarbe

Bei Gallenkolik und Gallensteinen:
1 Teil Johanniskraut
1 Teil Schachtelhalm
1 Teil Schafgarbe
1 Teil Wegwartenkraut mit Wurzel

Teerezepte für die Atemwege

Bei Erkältung:
2 Teile Johanniskraut
2 Teile Lindenblüten
1 Teil Pfefferminze

Bei Lungenverschleimung:
1 Teil Johanniskraut
1 Teil Huflattichblätter
1 Teil Andornblätter
1 Teil Pestwurz
(als Kalt- und Warmauszug)

Bei Bronchialkatarrh und Asthma:
1 Teil Johanniskraut
1 Teil Ysopkraut
1 Teil Malvenblüten
1 Teil Anissamen
1 Teil Fenchelsamen
1 Teil Wasserfenchelsamen *(Sem. Phelandrii)*
(als Kalt- und Warmauszug)

Teerezepte für Nieren und Blase

Zur Steigerung der Harnausscheidung:
1 Teil Johanniskraut
1 Teil Schafgarbe

1 Teil Bohnenschalen
1 Teil Heidelbeerblätter
1 Teil Schlehenblüten
(als Abkochung)

Reinigungskur für die Nieren:
1 Teil Johanniskraut
1 Teil Tausendgüldenkraut
1 Teil Faulbaumrinde
1 Teil Bockshornkleesamen
Zum Auffüllen können auch Birken- und
Brennnesselblätter hinzugefügt werden
(als Kalt- und Warmauszug)

Bei Nieren- und Drüsenschwäche:
1 Teil Johanniskraut
1 Teil Rosmarinblätter
1 Teil Bibernellwurzel
1 Teil Liebstöckelwurzel
1 Teil Hauhechelwurzel
(als Abkochung)

Gegen Bettnässen: jeweils zu gleichen Teilen
· Johanniskraut und Schafgarbe
· Johanniskraut und Schachtelhalm

Bei Enuresis und Blasenkatarrh: 2 Teile Johanniskraut
1 Teil Bärentraubenblätter
1 Teil Eichenrinde
1 Teil Lindenblüten
(als Kalt- und Warmauszug)

Teerezepte für Frauen jeden Alters
Bei Menstruationsstörungen:

1 Teil Johanniskraut
1 Teil Mistel
(als Kalt- und Warmauszug)

Bei zu schwacher oder schmerzhafter Menstruation:
jeweils zu gleichen Teilen
· Johanniskraut und Frauenmantel
· Johanniskraut und Beifuß

Bei zu schwacher Menstruation:
1 Teil Johanniskraut
1 Teil Andornkraut
1 Teil Tausendgüldenkraut
1 Teil Thymian
1 Teil Ysop
(als Kalt- und Warmauszug)

Bei zu starker Menstruation:
1 Teil Johanniskraut
1 Teil Schafgarbe

Bei Gebärmutterblutungen im Klimakterium:
1 Teil Johanniskraut
1 Teil Mistel
(als Abkochung)

Bei depressiver Verstimmung im Klimakterium:
1 Teil Johanniskraut
1 Teil Zitronenmelisse
1 Teil Baldrian
1 Teil Passiflora

Zum Abschluss hier noch ein Rezept für einen *Kräuterwein*, der als etwas herber, aber durchaus wohlschmeckender Schlummertrunk gute Dienste leisten kann:

10 g Baldrianwurzel
10 g Johanniskraut
10 g Melissenblätter
10 g Lavendelblüten
1 Zimtstange
1½ l Rotwein

Die getrockneten Kräuter werden mit der Zimtstange und dem Rotwein in einem Gefäß kalt angesetzt. Zugedeckt 3 Tage lang stehen lassen, dabei ab und zu umrühren. Nach 3 Tagen abseihen, in Flaschen füllen und kühl stellen. Eine halbe Stunde vor dem Schlafengehen ein Likörglas davon trinken.

Möge es nützen!

Nachwort

Wir haben Johanniskraut auf seinem Weg von der mittelalterlichen „Teufelsflucht" bis zum modernen Antidepressivum begleitet und aus ganz unterschiedlichen Blickwinkeln beleuchtet. Dabei sind wir Zeugen eines Wechselbades zwischen Begeisterung und Ablehnung, zwischen Tradition und Wissenschaftsgläubigkeit, zwischen einem sanft wirksamen Naturheilmittel in der Auseinandersetzung mit synthetischen Medikamenten geworden.

Über viele Jahrhunderte hat Johanniskraut nicht nur aufgrund seiner ins Auge fallenden Merkmale das äußere Interesse der Menschen auf sich gezogen, sondern sie haben sich auch von ihrer Intuition leiten lassen und es instinktiv richtig angewendet. In neuerer Zeit konnte das Misstrauen, das dieser „Wunderpflanze" lange entgegengebracht wurde, zumindest teilweise abgebaut werden. Das wurde durch die Ergebnisse der wissenschaftlichen Forschung nachdrücklich bestätigt. Heute hat sich Johanniskraut mit Fug und Recht wieder seinen Platz als Heilpflanze im modernen Arzneischatz zurückerobern können – eben weil es genau den Nerv der Zeit trifft!

Dafür haben vor allem die Patienten gesorgt, die nachdrücklich ihre Wünsche nach einer schonenden Medikation anmelden, so dass inzwischen selbst viele Ärzte die Zeichen der Zeit erkennen und sich hier kooperativ zeigen. Wir alle haben nicht nur die Möglichkeit, bei diesem Prozess mitzuwirken, sondern sind entscheidend daran beteiligt, hier bewusst die Initiative zu ergreifen, uns für einen Bewusstseinswandel bei etablierten gesellschaftlichen Normen einzusetzen und uns selbstverantwortlich für uns und unsere körperlich-seelische Gesundheit zu engagieren.

Literaturauswahl

Bloomfield, Harold H./Michael Nordfors/Peter McWilliams: *Trost für die Seele; Johanniskraut – der natürliche Weg aus der Depression.* Mosaik Verlag, München 1998.

Daniel, Karl: Johanniskraut bei psychischen Störungen, in: *Hippokrates*, Jg. 10 (1935), S. 929-932.

Daniel, Karl: Kurze Mitteilung über 12jährige therapeutische Erfahrung mit Hypericin, in: *Klinische Wochenschrift*, 29, 260 (1951).

Daniel, Karl: Über Erfahrung mit Hypericin als Zusatztherapie bei angstneurotischen Zuständen, in: *Erfahrungsheilkunde*, Jg. 17 (1968), S. 357-369.

Hänsel, Rudolf/Volker Faust: *Spektrum Johanniskraut.* Aesopus Verlag, Stuttgart 1997.

Hölzl, Josef et al.: Johanniskraut, eine Alternative zu synthetischen Antidepressiva? in: *Pharmazeutische Zeitung*, 139. Jg. (1994), Nr. 46, S. 9-29.

Jünemann, Monika/Sylvia Luetjohann: *Die drei großen Heiler – Teebaum, Johanniskraut, Schwarzkümmel.* Windpferd Verlag, Reihe Schangrila, Aitrang 1997.

Keidel-Joura, Christine: *Vom Charakter der Heilpflanzen; mit heimischen Pflanzen Körper und Seele heilen.* Delphi im Droemer Knaur Verlag, München 1997.

König, Chantal Désirée: *Hypericum perforatum L. als Therapeutikum bei depressiven Verstimmungszuständen; eine Alternative zu synthetischen Arzneimitteln?* Diss., Univ. Basel 1993.

Madejsky, Margret/Olaf Rippe: *Heilmittel der Sonne.* Verlag Peter Erd, München 1997.

Madaus, Gerhard: *Lehrbuch der Biologischen Heilmittel.* Bd. 2. G. Thieme Verlag, Leipzig 1938.

Martinez, B. et al.: Hypericum in der Behandlung von saisonal abhängigen Depressionen, in: *Nervenheilkunde*, H. 12 (1993), S. 302-307.

Paracelsus, Theophrastus: *Werke*. Bd. 1: *Medizinische Schriften*. Schwabe Verlag, Basel/Stuttgart 1965.

Pelikan, Wilhelm: *Heilpflanzenkunde*. Bd. 2. Philosophisch-Anthroposophischer Verlag, Dornach 1962.

Roth, Lutz: *Hypericum, Hypericin; Botanik, Inhaltsstoffe, Wirkung*. ecomed Verlag, Landsberg/Lech 1996.

Seeger, P. G.: Hypericum perforatum (Johanniskraut). Eine „Wunderpflanze"? in: *Erfahrungsheilkunde*, 19. Jg. (1970), H. 5, S. 159-166.

Surya, G. W.: *Die verborgenen Heilkräfte der Pflanzen*. Hermann Bauer Verlag, Freiburg i. Br. 1960.

Ulsamer, Johann Alfred: *Haus-Apotheke alterprobter Heil-*, Gewürz- und Wildkräuter. Verlag Kösel-Pustet, München 1939.

Unverzagt, Regine: *Johanniskraut als pflanzliches Therapeutikum in historischer Sicht*. Diss., Univ. Heidelberg 1984.

Weidinger, Hermann-Josef: *Kräuter für die Seele*. Sonderausg. Freunde der Heilkräuter, Karlstein/Thaya 1993.

Weiss, Rudolf-Fritz/Volker Fintelmann: *Lehrbuch der Phytotherapie*. 8. Aufl. Hippokrates Verlag, Stuttgart 1997.

Wichtl, Max [Hrsg.]: *Teedrogen und Phytopharmaka*. 3. Aufl. Wissenschaftliche Verlagsgesellschaft, Stuttgart 1997.

Winter, Astrid: *Mystik und Heilkraft des Johanniskrautes*. Windpferd Verlag, Reihe Schangrila, Aitrang 1998.

Die Autorin

Sylvia Luetjohann arbeitet seit langem und meistens als Lektorin und Übersetzerin mit den Schwerpunkten Östliche Philosophie und Naturheilkunde. Sie hat auch selbst Bücher über einige Heilpflanzen verfasst, wenn sie sich für diese besonders begeistert und vor allem viele eigene Erfahrungen damit gesammelt hat.

natürlich gesund

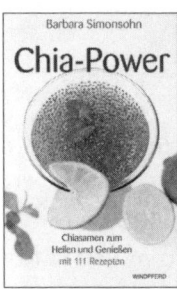

Barbara Simonsohn
Chia-Power
ISBN 978-3-86410-069-7

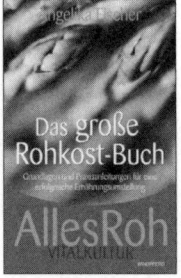

Angelika Fischer
Das große Rohkost-Buch
ISBN 978-3-89385-670-1

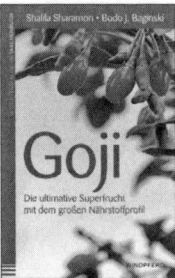

Sharamon · Baginski
Goji
ISBN 978-3-86410-038-3

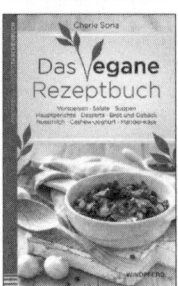

Cherie Soria
Das vegane Rezeptbuch
ISBN 978-3-86410-076-5

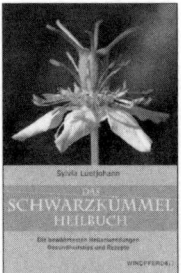

Sylvia Luetjohann
Das Schwarzkümmel-Heilbuch
ISBN 978-3-86410-007-9

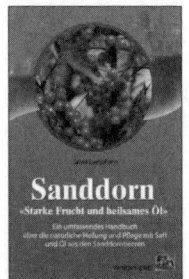

Sylvia Luetjohann
Sanddorn
ISBN 978-3-89385-269-7

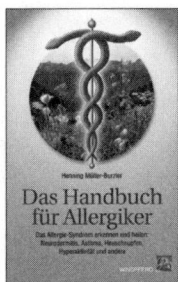
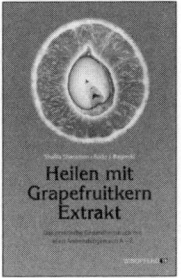
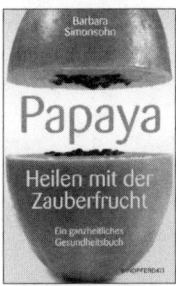
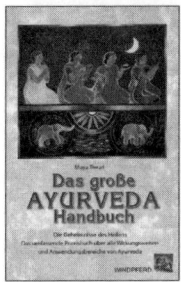
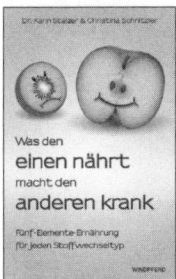
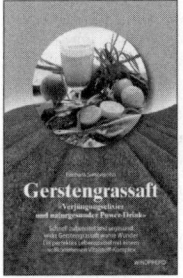